Prof. Dr. Richa Kothari

Síntese, caracterização e actividades antibacterianas

Prof. Dr. Richa Kothari

Síntese, caracterização e actividades antibacterianas

de complexos Zn(II) derivados do ligando de base de Schiff

Imprint
Any brand names and product names mentioned in this book are subject to trademark, brand or patent protection and are trademarks or registered trademarks of their respective holders. The use of brand names, product names, common names, trade names, product descriptions etc. even without a particular marking in this work is in no way to be construed to mean that such names may be regarded as unrestricted in respect of trademark and brand protection legislation and could thus be used by anyone.

Cover image: www.ingimage.com

This book is a translation from the original published under ISBN 978-620-5-63406-6.

Publisher:
Sciencia Scripts
is a trademark of
Dodo Books Indian Ocean Ltd. and OmniScriptum S.R.L publishing group

120 High Road, East Finchley, London, N2 9ED, United Kingdom
Str. Armeneasca 28/1, office 1, Chisinau MD-2012, Republic of Moldova, Europe
Printed at: see last page
ISBN: 978-620-5-75662-1

Resumo -

O título complexo Zn(II) foi sintetizado pela reacção do composto bis-[(E)-3{2-(1-4-clorofenil)etilidien]hidrazinil}-N-(4-metilfenil)-3-oxo-propanamida com cloreto de Zn(II) desidratado em solução alcalina de dimetil sulfóxido e etanol em condições de reflectância durante 8 horas. O composto incolor resultante foi filtrado e recristalizado a partir da mistura de sulfóxido de dimetilo e etanol. A base de hidrazona-Schiff e o seu complexo Zn(II) foram caracterizados por espectroscopia UV-vis e análise de XRD, TEM e SEM. As actividades antibacterianas da base de hidrazona-Schiff e do seu complexo Zn foram investigadas pelo método de difusão em disco. Os espectros mostraram que o ligante de base hydrazone-Schiff sofre tautomerismo de keto-enol e forma um ligante bidentado (N, N) em direcção aos iões Zn+2 (II). É muito interessante notar que, além dos dois ligandos de base de hidrazona-Schiff coordenados com os iões Zn+2, duas outras unidades de tiosemicarbazina coordenam-se com os iões Zn+2 no pó cristalino, resultando num complexo de Zn(II) octaédrico distorcido hexa-coordenado. Tanto o ligante de base hidrazona-Schiff como o seu complexo Zn(II) mostraram uma boa actividade antibacteriana mesmo em concentrações elevadas. A análise da acoplagem molecular revelou também que tanto o complexo de zinco como o ligante de carbono-hidrazona encaixavam nos locais activos dos alvos moleculares e que o complexo de zinco tinha melhor afinidade de ligação às macromoléculas em comparação com o ligante.

Palavras-chave: Hidrazona, complexo Zinco(II), XRD, Atracagem molecular, Actividade antibacteriana

1. Introdução

As bases Schiff derivadas de um composto de amino e carbonilo representam uma classe importante de ligandos que se coordenam com iões metálicos através de azoto azometina e foram amplamente estudadas [1]. Nos derivados de azometina, a ligação C=N é essencial para a actividade biológica. Várias azometinas têm sido relatadas como possuindo actividades antibacterianas, antifúngicas, anticancerígenas e diuréticas notáveis [2]. As bases Schiff são amplamente utilizadas na indústria alimentar, indústria de corantes, química analítica, catálise, fungicida, agroquímica e actividade biológica [3]. Com a crescente incidência de doenças fúngicas graves, cada vez mais se dá ênfase ao rastreio de novos e mais eficazes medicamentos antimicrobianos com baixa toxicidade. Os complexos de base Schiff são considerados um dos modelos estereoquímicos mais importantes no grupo principal e na química de coordenação de metais de transição devido à sua facilidade de preparação e diversidade estrutural [4]. Um número considerável de complexos de base de Schiff são potencialmente de interesse biológico e são utilizados como modelos mais ou menos bem sucedidos para compostos biológicos [5]. Não só têm desempenhado um papel pioneiro no desenvolvimento da química de coordenação moderna, como também se encontram em pontos-chave no desenvolvimento da bioquímica inorgânica, da catálise e dos materiais ópticos [6].

Recentemente, tem havido uma interacção muito bem sucedida entre a química inorgânica e a biologia. As bases Schiff e os seus complexos são uma classe importante de compostos na química medicinal [7, 8]. As bases Schiff desempenham um papel crucial na química de coordenação, uma vez que formam complexos metálicos estáveis [9-18].

O papel dos compostos de coordenação na desintoxicação de metais pesados é um tema complexo que requer a cooperação de numerosos ramos da ciência. A principal contribuição da química para este tópico é estabelecer tanto modelos de coordenação como constantes de formação complexas entre agentes quelantes e iões metálicos, a fim de comparar o desempenho dos complexos formados com as suas propriedades num procedimento parlamentar. Os complexos metálicos da coluna 12 são geralmente de interesse devido às suas diferenças pronunciadas no comportamento químico e biológico.

Zn é o segundo elemento vestigial mais abundante no corpo humano [19] e pode catalisar mais de 300 enzimas, tais como as responsáveis pela síntese de ADN e ARN [20]. É também fisiologicamente importante para o metabolismo ósseo, síntese de colagénio, integridade do sistema imunitário, efeitos anti-inflamatórios e protecção contra os radicais livres [21]. Por conseguinte, é preferível remover Zn(II) através de novos métodos que se desviem dos métodos clássicos de coordenação utilizados in vivo. A sua toxicidade resulta da sua fácil localização no fígado e ligação à metalotionina, que eventualmente forma um complexo e entra na corrente sanguínea para se instalar no rim.

A causa da toxicidade do Cd é o efeito negativo nos sistemas enzimáticos das células resultante da substituição de iões metálicos (principalmente Zn^{2+} , Cu^{2+} e Ca^{2+}) em metalloenzimas e a sua forte interacção com grupos de thiol [22]. A substituição dos iões de zinco(II) por iões de Cd(II) leva geralmente à decomposição da catálise de apoproteína [23,24]. A preparação de substâncias que podem formar quelatos estáveis com Cd é, portanto, uma importante área de investigação, uma vez que podem ser utilizadas como compostos desintoxicantes. Devido ao amplo espectro de propriedades farmacológicas dos ligandos tiosemicarbazona e seus compostos, estes compostos também podem ser muito bem adequados para este papel.

As bases Schiff são um tipo especial de ligandos com um grande número de átomos doadores que exibem modos de coordenação notáveis para os metais de transição [25-27], com a presença de uma ligação azometina que afecta as actividades biológicas [28-30]. Um número considerável de bases de Schiff provenientes de diferentes aminas foi investigado por vários métodos [31,32] e demonstrou ter aplicações interessantes em reacções catalíticas, química de materiais e, por último mas não menos importante, na indústria [33,34]. Uma vez que as propriedades estéreis e electrónicas podem ser controladas pela base de amina/aldeído, os ligandos tipo salina formados após a condensação de salicilaldeído e diamina primária são chamados ligandos flexíveis para a química de coordenação. Este importante tipo de ligando contém centros doadores na sua estrutura, que são necessários para que os iões metálicos formem geometrias diferentes com outros ligandos [35]. Por conseguinte, foram obtidos numerosos complexos através da deslocação dos iões metálicos para o ligando do tipo salen. Estes compostos têm sido amplamente estudados em vários campos da química. A actividade quelante do ligante tetradentado com átomos doadores de azoto-oxigénio confere estabilidade cinética e termodinâmica, o que o torna interessante para os investigadores. A presença de nitrogénio nos grupos imine (C=N) nas bases de Schiff e nos seus complexos metálicos, bem como as suas propriedades quelatantes, são a razão das suas muitas propriedades biológicas únicas. Metallo-salts são parâmetros importantes na actual bioquímica inorgânica [36-38], catálise [39-41], magnetismo [42], imagiologia médica [43] e mais recentemente em sensores [44,45], dispositivos ópticos não lineares (NLO) [46], células solares [47] e como motivos de construção [48] ou blocos de construção [49].

Estes compostos são fáceis de sintetizar e podem ser ligados a quase todos os iões metálicos para formar os complexos correspondentes; o azoto azometina é responsável pela coordenação com os iões metálicos [50]. Um grande número destes tipos de complexos metálicos com diferentes geometrias de coordenação e estados de oxidação flexível foram estudados em detalhe [51-58], e alguns deles são representativos do progresso da bioquímica e da catálise inorgânicas. O cobre é um componente biologicamente essencial, razão pela qual muitos produtos químicos o requerem para a sua função [59]. A química de coordenação do cobre tem atraído o interesse de muitos cientistas devido às suas propriedades biológicas bem informadas. Um número muito grande de complexos de cobre baseados em Schiff-

As bases têm sido utilizadas com sucesso como modelos em sistemas biológicos e supramoleculares [60-61]. Nas últimas décadas, houve muitos estudos científicos sobre aplicações, principalmente em biologia: actividades antimicrobianas, redox, catalíticas e antioxidantes. Por conseguinte, é necessária uma revisão que saliente a utilização dos ligandos acima referidos e dos seus complexos. A importância dos complexos de base Schiff na química supramolecular, ciência dos materiais e catálise, em processos de coordenação e separação, em aplicações em campos biomédicos e na formação de novos compostos com estruturas e propriedades excepcionais foi bem estudada e revista [62-68].

A actividade biológica dos complexos metálicos é mais elevada do que a dos seus ligandos. Os complexos de base Schiff são de grande importância devido à sua estabilidade, capacidade doadora de electrões, não-linearidade óptica, actividade catalítica, fotocrómica e biológica. Todas estas actividades práticas dependem da coordenação das bases de Schiff com os iões metálicos. Uma classe interessante de complexos de bases de Schiff é a derivada de aminoácidos [69]. Os aminoácidos estão dinamicamente envolvidos em alguns dos processos biológicos e têm sítios de coordenação -NH2 e -COOH que podem ser ligados com aldeídos/cetonas para sintetizar bases de Schiff que podem ser facilmente coordenadas com os iões metálicos. Um estudo importante que trata da análise de complexos baseados em bases Schiff de derivados de aminoácidos dos últimos cinco anos foi realizado por Ghanghas et al [70]. Os complexos preparados com estes ligandos apresentam uma elevada estabilidade térmica e actividade antibacteriana, o que os torna adequados para aplicações médicas. Os diferentes tipos de metais, iões e ligandos, o ambiente do complexo, os locais de coordenação, hidrofilicidade, lipofilicidade e a presença de co-ligandos, bem como a concentração, afectam a actividade antibacteriana destes compostos [71-73]. A incorporação de substitutos polares e lipofílicos aumenta a actividade antibacteriana. Os ligandos heterocíclicos com multifuncionalidade que podem interagir com bases nucleósidas ou iões metálicos biológicos específicos são bons candidatos a bactericidas [7476]. Os ligandos heterocíclicos interferem com grupos funcionais (tipo enzimático) para obter acesso a números elevados de coordenação. Num estudo recente, Ghanghas et al. apresentaram a história de desenvolvimento dos diferentes tipos de estudos para melhorar a actividade biológica dos complexos metálicos das bases de Schiff, o que constitui uma verdadeira ajuda no desenvolvimento de uma nova classe de fármacos baseados nos compostos mencionados. A actividade antimicrobiana dos compostos sintetizados foi estudada em detalhe, uma vez que é importante explorar as propriedades de ligação dos complexos com uma variedade de iões metálicos.

Nos últimos anos, os investigadores concentraram-se na preparação e estudo de uma nova categoria de ligandos e seus complexos que têm espaçadores de tetrametildissiloxano entre os grupos complexantes (320 a 3249 estruturas na base de dados do Cambridge Crystallographic Data Centre (CCDC)).

Os espaçadores de tetrametildissiloxano são conhecidos por serem flexíveis e hidrofóbicos, e estas propriedades são de grande interesse. Por conseguinte, as actividades de investigação centraram-se principalmente na preparação de tais ligandos e dos seus complexos metálicos, que são importantes para a catálise, actividade biológica, ciência dos materiais e nanociência, com um grande número de tais estruturas registadas na base de dados cristalográficos do CCDC. Os cientistas obtiveram e estudaram cerca de 259.536 ligandos de base Schiff e os seus complexos sob a forma de um único cristal (as estruturas são mostradas na Base CCDC de Cambridge) e outros sob várias formas.

O tema - complexos metálicos de base Schiff - tem atraído a atenção dos investigadores devido à sua actividade biológica, com o objectivo principal de descobrir agentes terapêuticos directos e activos para a cura de várias doenças bacterianas. A investigação em química biológica e inorgânica tem prestado especial atenção aos complexos metálicos de base de Schiff, uma vez que se verificou que muitos dos complexos podem ser utilizados como modelos para espécies biologicamente importantes. Por conseguinte, relatamo-los abaixo. 2.1 Actividade antimicrobiana (antibacteriana e antifúngica) Nos últimos anos, desde 2015 até ao presente, os complexos metálicos de base Schiff têm atraído muita atenção devido às suas propriedades biológicas. Numerosos estudos têm sido publicados sobre a sua utilização em aplicações biológicas. As bases de Schiff têm demonstrado ser agentes antibacterianos potencialmente eficazes. Os complexos metálicos das bases de Schiff têm uma actividade antibacteriana muito melhor do que os seus ligandos livres. A literatura recentemente publicada destaca o notável potencial de actividade antimicrobiana e o progresso no campo de outros tipos de complexos topoisomerase interessantes. O complexo de ácido cu(II)-picolínico tem demonstrado causar um atraso significativo na electroforese em gel. O derivado tiosemicarbazona de cobre(II) tem uma boa actividade ao matar S. aureus, S. typhimurium e K. pneumoniae após 6 horas de incubação. Foi investigada a actividade antibacteriana de uma classe especial de complexos de metais de transição ligados através de ligações de coordenação no modo N2O2, combinando bases de Schiff do tipo salen a partir de 1,3-bis(3- propil)tetrametildissiloxano (AP0) - um diamina comercialmente disponível com um espaçador de siloxano - com vários derivados de salicilaldeído.Todos os complexos metálicos testados foram avaliados pela sua actividade antifúngica (in vitro com três espécies de fungos (Aspergillus niger, Penicillium frequentans e Alternaria alternata)) e antibacteriana (com dois tipos de bactérias - Gram-negativa (P. aeruginosa) e Gram-positiva (Bacillus)). Os resultados dos testes de actividade antimicrobiana mostraram uma maior eficácia, mais próxima da dos compostos de referência (neste caso casofungina e canamicina), no caso das azometinas derivadas de salicilaldeído substituído. Os ligandos derivados de 5-clorossalicilaldeído e os seus complexos metálicos demonstraram ter o maior potencial para aplicações biológicas (isto pode ser devido à presença de cloro na posição 5). Os resultados das medições da actividade antifúngica e antibacteriana recomendam alguns dos compostos sintetizados como possíveis agentes antimicrobianos. Num outro estudo, Zaltariov et al. obtiveram e investigaram complexos metálicos de ligandos contendo silício (a partir de um novo trimetilsil-propil-p-aminobenzoato de amina). As bases Schiff comportam-se como ligantes bidentado (NO), tridentado (N2O) ou tetradentadote (N2O2) e exibem uma grande variedade de propriedades interessantes que são utilizadas em vários campos, tais como aplicações biológicas, analíticas ou industriais. Muitos destes ligandos e complexos têm propriedades antibacterianas, antifúngicas, antivirais e antitumorais. Para o desenvolvimento de diferentes tipos de ligandos, é muito importante escolher os carbonilos e amino precursores apropriados. Os complexos homo e heterometálicos com grupos trimetilsilílicos na estrutura demonstraram um carácter anfifílico, e podem auto-montar-se em solução dependendo da polaridade do solvente. Estas propriedades especiais aumentam a actividade catalítica dos complexos em diferentes substratos e influenciam o seu comportamento em solução. Os autores sintetizaram os complexos Cu(II) e Zn(II) com duas bases de Schiff bidentado com unidades trimethylsilyl. Os ligandos foram preparados pela reacção de condensação de um novo trimetilsilil-propil-p-aminobenzoato com o-vanilina e salicilaldeído. Alguns dos complexos podem ser utilizados como potenciais candidatos à imagem celular devido à sua absorção na gama visível e emissão verde. Os complexos com diferentes tipos de metais foram testados contra diferentes tipos de fungos e alguns tipos de bactérias, e a análise mostrou que têm uma actividade biológica mais elevada do que os compostos padrão kanamycin e caspofungina. Estudos literários mostram que as bases Schiff com actividade antibacteriana são obtidas a partir do indole, piridina, isatina, hidrazida, benzimidazol, tiazolidiones, tiazol, tiosemi-carbazona, lisina/curcumina e siloxano.

Outros estudos da literatura mostraram que o número de infecções fúngicas sistémicas com consequências potencialmente fatais está a aumentar acentuadamente. Numerosos estudos mostram que as espécies Candida (albicanos e não albicanos) e Aspergillus (Asp.) são responsáveis pelas infecções fúngicas mais graves. Por conseguinte, o desenvolvimento de novos agentes antifúngicos com menor resistência e maior eficácia é uma prioridade. Foi realizada uma série de longos e meticulosos estudos e alguns ligandos de Schiff demonstraram ser excelentes agentes antifúngicos. Os investigadores também assinalaram a existência de vários grupos como a metoxi, halogéneo e naftil, que aumentam a actividade fungicida do ligante. A nova literatura, embora amplamente disponível, destaca claramente o notável potencial da investigação de antifúngicos no campo dos complexos metálicos.

Actualmente, muitos problemas graves nos hospitais são causados por várias infecções bacterianas. A resistência às drogas múltiplas limita a utilização de agentes antimicrobianos convencionais nas clínicas. Cada vez mais antibióticos estão a ser pesquisados para resolver estes problemas. Alguns iões de metais pesados com efeitos biocidas, tais como prata, zinco ou cobre, têm sido utilizados como materiais metálicos antibacterianos inorgânicos. Uma vez que a maioria destas substâncias são tóxicas, o zinco é um dos elementos vestigiais essenciais necessários para uma série de funções fisiológicas e bioquímicas no corpo humano. A deficiência de zinco pode levar a uma série de efeitos perigosos no sistema imunitário. Além disso, o próprio zinco apresenta um efeito antibacteriano. O cloreto de zinco pode inibir eficazmente o crescimento de quase todas as estirpes que causam mau hálito e doenças periodontais, resultando numa diminuição directa da produção bacteriana. Os iões de zinco podem inibir o crescimento da formação da placa bacteriana e mostrar promessa de utilização como agente antibacteriano em futuras pastas de dentes e lavagens bucais. Os pensos contendo zinco são normalmente utilizados para aplicação tópica para melhorar a cicatrização de feridas crónicas e agudas. Há agora também muitas evidências de que o zinco pode ter um efeito anti-infeccioso na pele ou tecido danificado com poucos efeitos secundários. Os iões de zinco livres aceleram as infecções hospitalares, aumentando a virulência do *Streptococcus pyogenes e* induzindo a adesão intercelular de *Staphylococcus epidermidis* e *Staphylococcus aureus*. Portanto, o desenvolvimento de biofilmes quelatados com zinco representa uma potencial abordagem terapêutica para combater o crescimento de biofilmes numa variedade de infecções relacionadas com biofilmes. Além disso, o ião de zinco tem um efeito precipitante proteico que leva à contracção dos tecidos, à corrosão e a um efeito de fixação química. A ingestão de altas concentrações de cloreto de zinco resulta em cicatrização obstrutiva do piloro e corrosão suave da orofaringe ou do esófago. O cloreto de zinco tem um grau de toxicidade inerente com uma grande capacidade de penetração no tecido. A ingestão de cloreto de zinco pode causar um efeito estimulante nas membranas mucosas do tracto gastrointestinal com vómitos, dor abdominal e diarreia. A fim de reduzir a toxicidade e irritação do ião de zinco livre, vários complexos de zinco estão sobre os lábios de todos.

As tiosemicarbazonas são uma classe versátil de ligandos com actividades biológicas e químicas notáveis. Portanto, a concepção e preparação de novos complexos com zinco e tiosemicarbazona com o objectivo de melhorar as suas propriedades através da descoberta de novas estruturas é ainda um grande desafio científico. Continuando o nosso trabalho anterior, um novo complexo de zinco (ZnTC) foi sintetizado neste estudo utilizando Zn^{2+} , carbohidrazona e cloridrato de tiosemicarbazida. A estrutura, componentes químicos, caracterização, toxicidade aguda e estudo in situ da absorção intestinal do complexo foram conduzidos e avaliados. Para investigar se o complexo foi formado, foi aquecido a 130 °C durante 1 h, resultando num fenómeno de fluorescência observado sob luz ultravioleta de 365 nm. A actividade antibacteriana foi investigada e confirmada contra as estirpes de *Staphylococcus aureus* Gram-positivo *(S. aureus) e* Gram-negativo *Escherichia coli (E. coli).* O complexo ZnTC tem potencial para ser utilizado como candidato para preparações de zinco e para utilização como material antibiótico em campos biomédicos.

A utilização de metais para fins medicinais tem sido utilizada desde os tempos antigos; por exemplo, a prata tem sido utilizada como desinfectante para água e leite durante milhares de anos. A utilização do ouro na medicina também pode ser rastreada até 2500 a.C., e podem ser encontrados vestígios de várias aplicações deste metal precioso para o tratamento de várias doenças ao longo da história humana. No século XIX, o complexo dicyanoaurate(I) $(K[Au(CN)_2])$ foi proposto por Koch pelas suas propriedades bacteriostáticas para combater o bacilo do tubérculo, enquanto que no século XX foram introduzidos complexos de ouro para o tratamento da artrite reumatóide, levando à aprovação da auranofina pela FDA em 1985. Este último composto é agora o composto de referência para complexos de ouro e foi proposto como um promissor agente anticancerígeno baseado na chamada estratégia de repreensão e testado em vários ensaios clínicos nos EUA, alguns dos quais ainda estão em curso.

Além de prata e ouro, vários compostos de bismuto, antimónio e mercúrio têm sido utilizados para combater doenças bacterianas e parasitárias. Sais de bismuto e complexos de antimónio, por exemplo, foram propostos e utilizados para erradicar a infecção por Helicobacter pylori e para combater a leishmaniose, respectivamente. O arsénico sob a forma de trióxido (As_2O_3) é também um dos medicamentos de referência para o tratamento da leucemia promielocítica aguda nos dias de hoje. Vários complexos inorgânicos são também utilizados em medicina diagnóstica, tais como agentes de contraste à base de gadolínio, ^{99m}Tc compostos para perfusão miocárdica e ^{64}Cu para imagens PET.

No entanto, o impulso mais importante para a investigação de medicamentos à base de metal com propriedades medicinais veio da descoberta acidental das propriedades antitumorais da cisplatina por Rosenberg e Loretta Van Camp em 1965. A cisplatina foi aprovada pela FDA em 1978 e este evento desencadeou tremendos esforços de cientistas em busca de medicamentos anti-cancerígenos inorgânicos inovadores e melhorados, levando à aprovação mundial de análogos de carboplatina e oxaliplatina. Isto torna os medicamentos à base de platina um arsenal indispensável para a quimioterapia oncológica de primeira e segunda linha, utilizados em cerca de 50% dos protocolos clínicos.

Os complexos metálicos são uma ferramenta extremamente versátil e fiável para o desenvolvimento de compostos medicinais melhorados. De facto, é possível afinar as propriedades químicas destes complexos, controlando o estado de oxidação do centro metálico e seleccionando os ligandos mais apropriados para cada aplicação. Por conseguinte, não é surpreendente que os desafios do desenvolvimento de medicamentos inovadores e melhorados à base de metal se sobreponham em grande parte ao desenvolvimento de ligandos inovadores e melhorados para o elemento metálico funcional.

Entre os vários ligandos, as tiosemicarbazonas (TSCs) são uma classe muito atraente de ligandos quelatos metálicos que são capazes de coordenar muitos metais de transição através dos átomos de enxofre e azometina azoto. Podem actuar como ligandos N, S-dentados e, além disso, é possível modular as propriedades de ligação/estoquiometrias inserindo outros heteroátomos na estrutura da espinha dorsal (por exemplo, grupos fenol ou piridil). Têm uma variedade de propriedades biológicas, tanto como ligantes livres como complexos metálicos, e foram publicados vários estudos relatando complexos à base de tiosemicarbazona com aplicações médicas.

Para além dos CET, o interesse aumentou nos últimos anos na química de coordenação das thiocarboidrazonas (TCHs), compostos que têm a fórmula geral mostrada na figura e podem ser considerados como homólogos superiores dos CETs. A primeira síntese destes sistemas data de 1925 e descreve a condensação de cetonas e aldeídos com thiocarbohidrazida. A primeira utilização destes derivados foi baseada no fecho do anel hetero da thiocarboidrazona derivada de aldeídos.

Enquanto a utilização de TSC começou no final dos anos 60, o primeiro relatório sobre a *"preparação e propriedades fungistáticas" da* TCH pura só apareceu nas décadas seguintes, provavelmente porque o importante intermediário de thiocarboidrazida não estava comercialmente disponível até ao final dos anos 70 e teve de ser sintetizado a partir de dissulfureto de carbono e hidrazina. No entanto, até à primeira metade dos anos 90, a síntese e caracterização dos ligandos e seus complexos com metais de transição foi predominantemente relatada. Só recentemente foi reconhecido o potencial destes sistemas: As TCHs são capazes de actuar como drogas baseadas em metais e as suas actividades biológicas têm sido investigadas.

A utilização analítica das TCHs como reagentes espectrofotométricos para determinação de metais tem sido investigada nos últimos anos e continua a evoluir. Contudo, apesar da sua capacidade de coordenar metais e das notáveis propriedades biológicas dos complexos resultantes, ainda não existe uma visão geral da utilização de TCHs como ligantes adequados para a síntese de fármacos à base de metais. Aqui fornecemos uma visão geral das estruturas e do tautomerismo das TCHs; as várias actividades biológicas dos seus complexos metálicos como agentes antibacterianos, antimicrobianos e anticancerígenos têm sido relatadas. Devido à grande variedade de cátions metálicos utilizados em complexos de TCH biologicamente activos (dezoito espécies catiónicas, desde a primeira fila de catiões metálicos de transição até aos lantanídeos, desde os organometálicos até aos oxo-metálicos, são apresentados nesta revisão), e devido às diferentes estequiometrias de ligação disponíveis para cada catião, optámos por uma classificação mais simples baseada na espinha dorsal ligante: A actividade biológica dos complexos metálicos derivados das TCHs simétricas, macrocíclicas e assimétricas é abordada em três secções diferentes. Em outras subsecções, foram descritos os substitutos mais frequentemente utilizados na síntese ligante das TCHs (grupos R1, R2, R3 e R$_4$), nomeadamente salicil, piridil, aromático/heteroaromático, ferrocenil, isatina, cumarina (e compostos carbonílicos relacionados).

O ligante base de carboidrazona Schiff desempenha um papel importante na química inorgânica porque a sua flexibilidade para formar o tautomerismo ceto-enol permite-lhe formar facilmente complexos estáveis com uma vasta gama de iões metálicos de transição tais como Cu+2, Fe+2, Ni+2, Co+2, etc. Nos compostos de coordenação, o ligante base de hidrazona Schiff está normalmente em forma de enol para se ligar aos iões metálicos através do átomo de azoto do grupo imine e do oxigénio do grupo hidroxil. Os iões metálicos Zn(II) têm geralmente um número de coordenação de 4 e prevêem uma geometria tetraédrica para complexos de zinco. Uma vez que Zn tem d orbitais completamente preenchidos com dez electrões e forma um complexo estável de dezoito electrões, os ligandos base podem ser formados por quatro números de coordenação com Schiff. Por esta razão, os complexos de Zn com 5-6 coordenadas são considerados invulgares e são susceptíveis de serem instáveis por natureza. O estado de oxidação do íon Zn+2 no complexo Zn é +2, mas o complexo descrito por Song et al. tem estado de oxidação zero. Neste artigo, a síntese, caracterização e estrutura molecular do complexo Zn são relatadas. Além disso, foram avaliadas as actividades antibacterianas e os estudos de acoplamento molecular do complexo Zn e da base de carboidrazona Schiff.

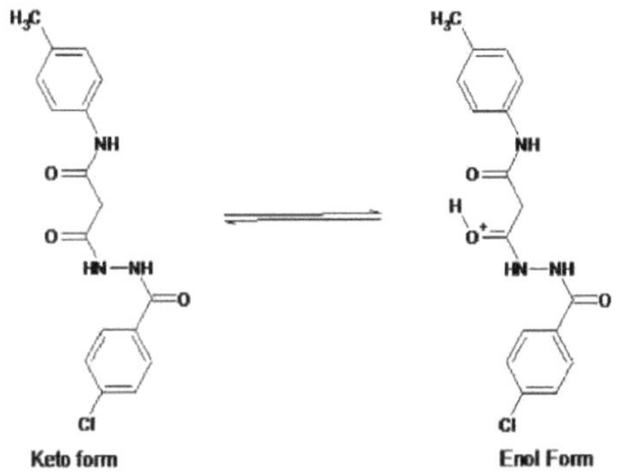

Figura 1 -:Tautomerização de um ligante de base de carboidrazona Schiff com tautomerização de Keto-enol

2. Experimental

2.1 Instrumentação:

Os espectros IR da base de hidrazona Schiff ligand L_1 e do complexo Zn(II) foram gravados em discos KBr usando um espectrofotómetro Perkin Elmer FT-IR no intervalo de comprimento de onda de 400 a 4000 cm^{-1}. Os espectros de absorção electrónica foram registados usando um espectrofotómetro Perkin Elmer Lambda 25 UV/VIS com solvente diclorometano. A análise elementar de L_1 e do seu complexo Zn(II) foi realizada utilizando um analisador Thermo Flash EA1112 série CHN a uma temperatura até 900° C, utilizando V_2O_5 como oxidante para evitar a inibição causada pelo enxofre. As medições de raios X para o ligando e o seu complexo Zn foram realizadas num eixo Bruker D8 utilizando uma radiação Cuk ($\lambda = 1,540 \text{Å}$) numa gama de colecção de 20 -80°.

2.2 Produtos químicos

Todos os químicos como cloreto de zinco di-hidratado ($ZnCl_2$, $2H_2O$), p-cloroacetofenona, tiosemicarbazida, 4-metilanilina, malonato de dietilo, etanol (C_2H_5OH) foram adquiridos em grau AR da Merck Pvt. Índia e utilizados como tal.

2.3 Síntese

O ligando (L) e o seu complexo Zn(II) foram preparados em quatro etapas

- (i)   Síntese de ésteres
- (ii)   Síntese de hidrazida
- (iii)   Síntese do ligante de base hidrazona-Schriff   (L)
- (iv)   Síntese de complexos Zn(II) por modelo de rota.

2.4 Síntese de ésteres

No primeiro passo, o ligando (L) foi preparado sob refluxo. A 4-metilanilina, dietilmalonato e etanol foram utilizados para a síntese do ligante. 0,05 M de 4-metilanilina é adicionado a 10 ml de dietilmalonato. A solução é agitada a 50° C durante 30 minutos. A outro copo, adicionam-se 30 ml de etanol e agita-se durante 15 minutos. Depois ambas as soluções são misturadas e mantidas a uma temperatura de 70° durante 1/2 hora sob refluxo. A solução é arrefecida e vertida em gelo sólido. Foi obtido um precipitado transparente. O precipitado foi obtido após 24 horas de envelhecimento.

2.5 Síntese de hidrazida:

Na segunda etapa, o hidrazina hidratada foi utilizado para sintetizar a hidrazida. 0,05 M éster foi misturado com 0,05 M de hidrazina hidratada e a solução foi agitada a 80° C durante uma hora. Após 24 horas de maturação, foi obtido um precipitado incolor.

2.6 Síntese do ligando (L)

Na terceira etapa, 1 mM hidrazida foi dissolvida em 50 ml de etanol e misturada com uma solução de etanol de 1 mM tiosemicarbazida e 1 mM de solução de cloridrato e a solução foi agitada a 80° C durante 4 horas. Após 36 horas de envelhecimento, foi obtido um precipitado branco.

Yield- 2,20g (75,6%) e m.pt. :215^0 - 220^0 C.Anal. Cálculo para $C_{38}H_{37}N_{14}S_2Cl_2$: C, 67,06; H, 5,47; N, 8,76; S, 10,12, Cl, 17; Encontrado(%) : C, 67,50; H, 5,68; N, 8,92;S, 11,11, Cl, 17,96.Os picos de absorção de IV característicos são (KBr slice, cm^{-1}): 3435(s), 3272(s),1610(s), 962(m). H^1 NMR [DMSO- d6, δ] : 11,61 [S, 1Hz, N-H], 11,26 [S, 1 Hz , Ar-OH], 7,66 [d, 1Hz, J= 8 Hz, Ar- H] , 6,96 [m, 4Hz, Ar-H], 3,41 [s, 3Hz, CH3][13] CNMR [CD_2Q_2, δ] : 170.32, 163,28, 162,42, 160,86, 133,28, 130,49, 128,99, 128,60, 118,46, 117,36, 117,08, 114,86, 54,04, 41,44, 18,64.UV-Vis [DCM, λmax]: 320 nm.

2.7 Síntese de complexos Zn(II).

Na quarta etapa, 1 mM de hidrazona foi dissolvida em 50 ml de etanol e a solução foi agitada durante 1/2 hora à temperatura ambiente. Depois foi adicionado lentamente 1 mM de sal desidratado de cloreto de zinco como fonte de iões Zn^{2+} com agitação constante. (O precipitado foi sonicado a 80° C durante 2 horas. Após 24 horas, foi obtido um precipitado envelhecido. Após 24 horas de refluxo, a solução foi arrefecida à temperatura ambiente, filtrada e recristalizada a partir de uma mistura de DMSO e etanol absoluto. Foi obtido um cristal de cor amarela. Após uma semana, este foi filtrado e lavado com DMSO.

Rendimento: 0,18 g (92,10%) e m.pt.: $285,5^0$ - 220^0 C. Anal. Calcd. para $Zn(C_{38}H_{37}N_{14}S_2Cl_2)$: C, 57,61; H, 5,14; N, 7,89; S, 10,16, Cl, 17,36; encontrado(%) : C, 57,78; H, 5,26; N, 8,12; S,11,28, Cl ,17,90.Os picos de absorção de IV característicos são (KBr slice, cm^{-1}): 3446(s), 1620(s), 962(m), 994(w), 660(m). H^1 NMR [CD2Cl2, S] : 8.10 [Cl, 1H, J=6.1 Hz, Ar-H], 6.92 [d & t , 2H , J=7 Hz, Ar-H], 6.72 [d, 2H, J= 9 Hz, Ar- H] , 6,96 [d & t, 2H, J= 7 Hz, Ar-H], 6,74 [d , 2H, J= 9 Hz, Ar-H], 3,66 [s, CH3 , 3H].[13] CNMR [CD_2Cl_2, S] : 172,36, 164,88, 162,20, 160,58, 133,20, 130,49, 129,86, 128,50, 118,89, 117,39, 117,40, 114,39, 54,06, 44,46.UV-Vis [DCM, λmax]: 345 nm.

Abs. EtOH, Reflex 4 Hrs.

ZnCl2.2H2O. Abs
EtOH+DMSO, Reflud 24 Hrs

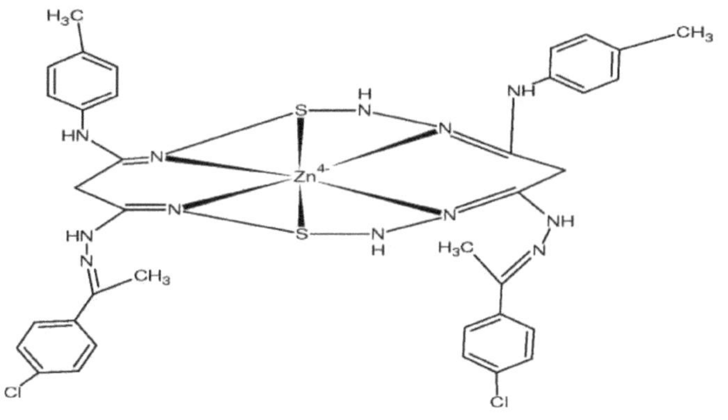

Esquema 1: Via sintética do ligando (L) e o seu complexo hexacoordenado Zn(II).

2.8 Estudos de acoplagem molecular

Nesta investigação, foram avaliadas as actividades antibacterianas de dois microorganismos, nomeadamente E. coli e S. aureus. Assim, as estruturas cristalinas dos alvos moleculares, isto é, a subunidade b (PDB ID: 1KZN) e a topoisomerase II (PDB ID: 1JIJ), que estão relacionadas com o potencial microbiano dos microrganismos mencionados, foram recuperadas da base de dados de proteínas. Antes da realização do estudo de acoplamento molecular, os alvos moleculares foram refinados (remoção de ligandos nativos e átomos de água). As macromoléculas foram posteriormente processadas na janela de execução do AutoDock e guardadas como alvo.pdbqt após atribuição automática de átomos de hidrogénio e cargas às macromoléculas. O complexo Zn e o ligante foram criados usando ChemDraw Ultra 8.0 e optimizados para minimizar a energia usando o campo de força MM2 e convertidos para o formato .pdb usando OpenBable -2.3.2. O complexo Zn e o ligando também foram processados na janela de execução AutoDock e as suas torções atribuídas juntamente com as ligações rotativas e os ficheiros guardados como Zn complex.pdbqt e ligand.pdbqt, respectivamente. Os modos de ligação do complexo de zinco e ligante com os alvos foram determinados através do software AutoDockVina, e foi efectuada uma docagem cega para identificar os modos de ligação reais do complexo de zinco e ligante nos alvos. Foram criados nove conformadores diferentes do complexo de zinco e ligante, e foram discutidos os conformadores que tinham a menor energia de ligação e melhores interacções com os alvos moleculares. No caso da topoisomerase II, os parâmetros de acoplagem foram definidos como coordenadas do centro do local de ligação com x = -10,686, y = 20,282, z = 91,742, e no caso da girose de ADN, os parâmetros de acoplagem foram x = 20,538, y = 19,166, z = 43,283 e raio de ligação = 1.000 A. O tamanho da grelha utilizada para as três (3) proteínas é 47,25 x 47,25 x 47,25 A (tamanho da grelha) com um espaçamento de pontos de 1.000 A (espaçamento de pontos da grelha).

2.9 Testes antibacterianos dos compostos

O estudo antibacteriano foi realizado com hidrazina ligante L e o seu complexo Zn(II) usando o método de difusão de duas lâminas.(17) Uma colónia cada de E. coli (MTCC-1687), E. faecalis (MTCC-439), S. aureus (MTCC-737) e S. aureus indígena resistente à meticilina a partir de uma lâmina foi inoculada em 20 ml de caldo de LB após 16 horas de incubação. A densidade óptica das culturas de inóculos foi medida e posteriormente diluída com um cotonete esterilizado para atingir o padrão McFarland de 0,5; mais uma vez, as placas foram homogeneamente colhidas com as culturas de inóculos diluídas. Papel de filtro esterilizado (6 mm) impregnado com várias concentrações (i.e. 50, 25, 12,5, 6,25 e 3,125 pg/pl usando diclorometano como solvente) do ligando (L_1) e o seu complexo Zn(II) foi então reaplicado. Após 24 horas de incubação, as alturas de inibição foram medidas em milímetros. Todos os ensaios antibacterianos foram realizados em triplicado.

3. Resultados e discussão

3.1 Síntese e caracterização do ligando e do seu complexo Zn(II)

A hidrazona ligante (L) foi sintetizada com sucesso por condensação entre a hidrazida e a 4-cloroacetofenona sob refluxo durante 24 horas a 80° C. A cor permaneceu inalterada mesmo após adição de hidrazida etanólica quente à solução etanólica de 4-cloroacetofenona com agitação e aquecimento. O ligando sintetizado L foi então reagido com cloreto de Zn(II) sob refluxo durante 28 horas. Após a conclusão da reacção, a solução amarela escura foi filtrada como um cristal amarelo pálido após 2-3 semanas.

A partir dos espectros IR do ligando (L) e do seu complexo Zn(II), a ausência dos picos v(N-H) e v (C=0) no espectro IR do complexo Zn(II) indica a enolização do grupo keto no ligando, que coordena com o ião metálico Zn via átomos de azoto azonmetino. As mudanças de frequência do espectro IR de v (C=N), a mudança química de 1606 para 1608 cm^{-1} foram bastante insignificantes após o processo de complexação. Este resultado dos espectros IR está de acordo com a descoberta de Tay et al.(15), onde a frequência IR de C=N também foi alterada apenas por 2 cm^{-1} de 1621 cm^{-1} para 1619 cm^{-1} após o seu composto de base ligand bis-2'-hidroxi Schiff ter sido ligado ao ião Zn^{2+}. Os dados espectrais IR do ligando e do seu complexo Zn(II) são confirmados pelos resultados UV-Vis, onde a transição n-> n* na ligação C=N se deslocou de 325 nm para 345 nm após a ligação ao ião Zn^{2+}. O deslocamento bathochromic foi causado pela ligação do ião metálico Zn à ligação C=N no ligante e, consequentemente, enfraquece a energia de ligação de C=N.

Os espectros de 1HNMR do complexo Zn(II) também mostram algumas diferenças em comparação com o ligando (L1). Um largo sinal HNMR a 11,82 ppm e um singlet a 11,26 ppm do ligando L1 são atribuídos ao N-H da azometina e ao protão fenólico no ligando de base de Schiff, respectivamente. Estes dois sinais HNMR mostram que o ligando está na forma KETO. Isto também é confirmado pelos espectros IR do ligando de base de Schiff L1 com a presença de v (N-H) e v (C=0) a 3272 e 1606 cm, respectivamente^{-1}. Ambos os sinais NMR a 11,82 e 11,30 ppm desapareceram após complexação com o ião Zn^{2+}, indicando que a estrutura do ligando apresenta isomerização de keto-enol e que o N do ligando está ligado ao ião Zn .$^{2+}$

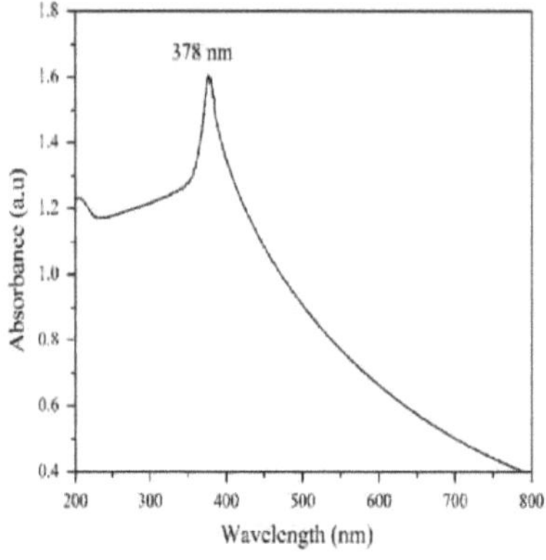
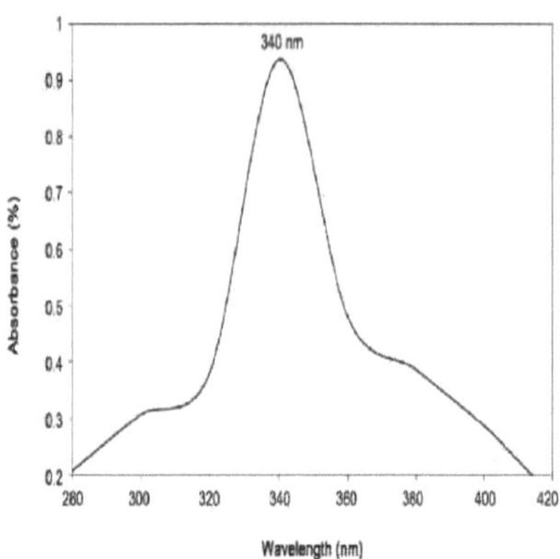

Figura 1: Espectros visíveis à UV do ligando (L) Figura 2. Espectros visíveis à UV do complexo de zinco (II)

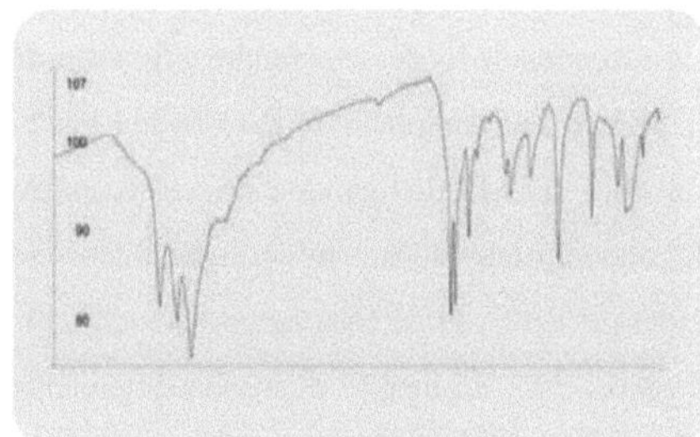
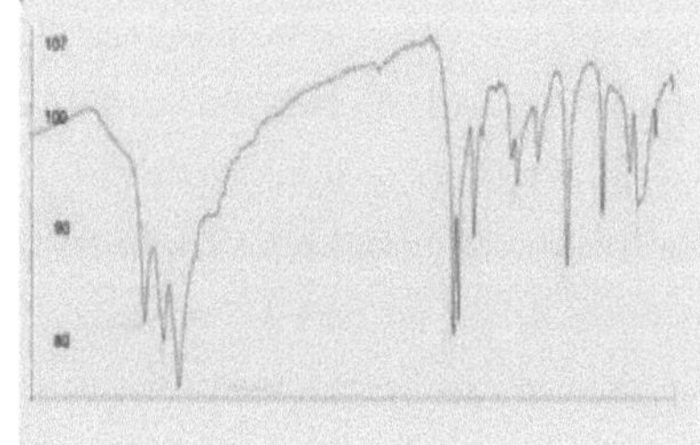

Figura 3 Espectros FT-IR do ligando e do complexo sintetizado de zinco(II)

A difracção de raios X é uma técnica analítica amplamente utilizada que foi utilizada para a análise de moléculas de teste e estruturas de cristal. As amostras foram facilmente sintetizadas em solução alcoólica. As figuras 3 e 4 mostram o padrão de DRX do ligante e do seu pó complexo de zinco depositado da solução alcoólica, que é consistente com o da difracção padrão em pó de compostos com estrutura hexagonal. As linhas de difracção são indexadas como as 101, 102, 103 e 110 fases do complexo de zinco [JCPDSNO-06-04]. **A partir** da largura fdl na metade máxima dos picos de difracção (111), o tamanho cristalino médio é

$$D = 0.9 \times \frac{\lambda}{\beta.\cos\theta}$$

calculado utilizando a equação de Debye-Scherer, a saber

Onde,

D = Tamanho dos cristais

X = Comprimento de onda das radiografias X

p= Largura máxima a metade do pico de difracção

0 = Ângulo de Bragg

A dimensão estimada da partícula era inferior a 100 nm (calculada com a equação de Debye-Scherer). A largura dos picos obtidos no padrão XRD corresponde à dimensão cristalina das partículas. A pequena dimensão das nanopartículas indica uma grande superfície e uma

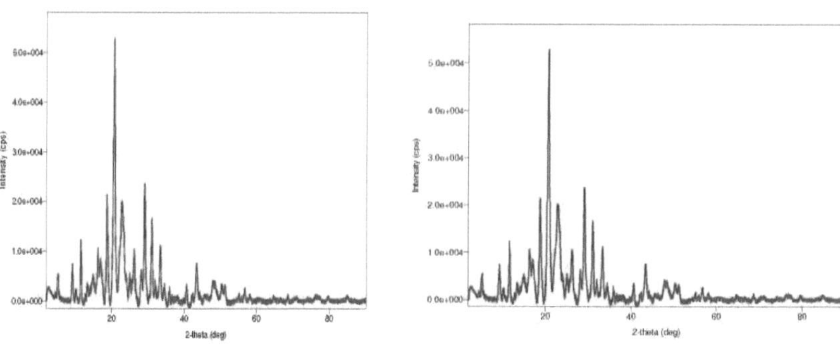

elevada relação superfície/volume.(16)

Figura 3 e 4: Espectros XRD do ligando e do seu complexo de zinco(II).

A dimensão estimada das partículas era inferior a 100 nm, os picos mais selvagens no padrão XRD correspondem à dimensão cristalina do complexo de zinco, e a pequena dimensão do complexo indica uma elevada relação superfície/volume.

Os estudos EDX confirmam a presença de elementos de zinco e enxofre no complexo. As outras impurezas como o carbono e o oxigénio foram identificadas devido à interacção com o extracto de folha durante o bioprocesso.

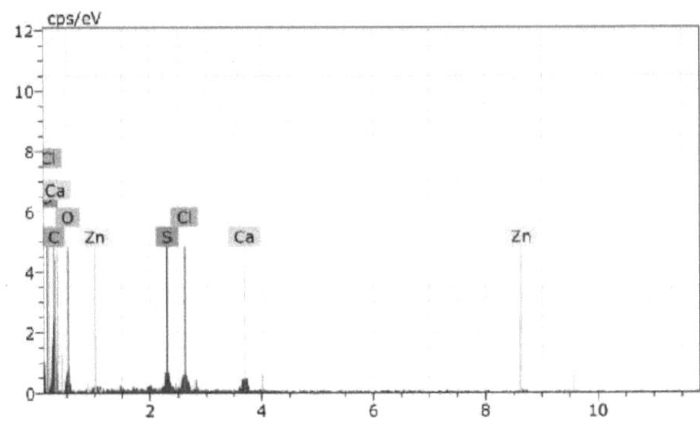

Figura 5. espectros EDX do complexo de zinco mostrando a presença dos elementos Zn, S, C e O.

Spectrum: Teste 5165

Tabela 1 - Série de elementos unn. Norma C. Átomo C. C Erro (3 sigma) [wt.%] [wt.%] [at.%] [wt.%] [wt.%] [wt.%]

Carbono Série K	45,92	59,96	73,48	27,73
Oxigénio série K	16,74	21,86	20,11	14,29
Série SulfurK	2,46	3,21	1,47	0,54
Cálcio Série K	4,37	5,71	2,10	0,85
Série ChlorineK	3,04	3,98	1,65	0,63
Zinco série K	4.04	5.28	1.19	2.00

Total: 76,58 100,00 100,00 100,00e

Imagens TEM do complexo de zinco(II)

As imagens TEM do complexo de zinco são mostradas na Figura 6. De acordo com a imagem, os complexos de zinco brilhante estão dispostos sob a forma de aglomerados com um tamanho de cerca de 100 nm, o que se deve à ligação com o ligante após a formação e impede o seu crescimento posterior. As imagens TEM mostra que as partículas do complexo de zinco não estão ligadas umas às outras, mas separadas por espaços iguais entre as partículas, o que foi confirmado pela visualização microscópica com maior resolução. As imagens TEM explicam que os complexos de zinco estão ligados ao ligante.

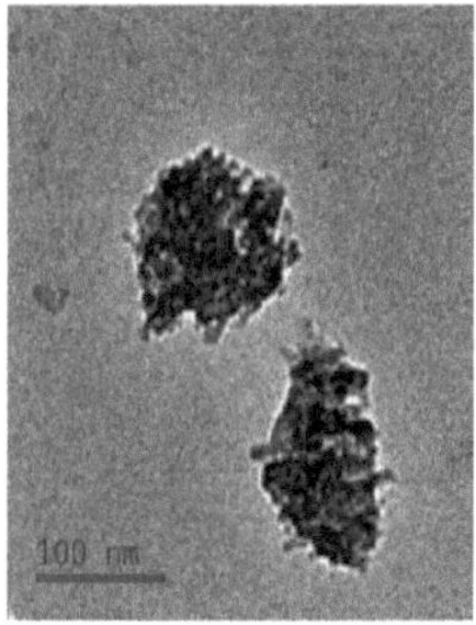
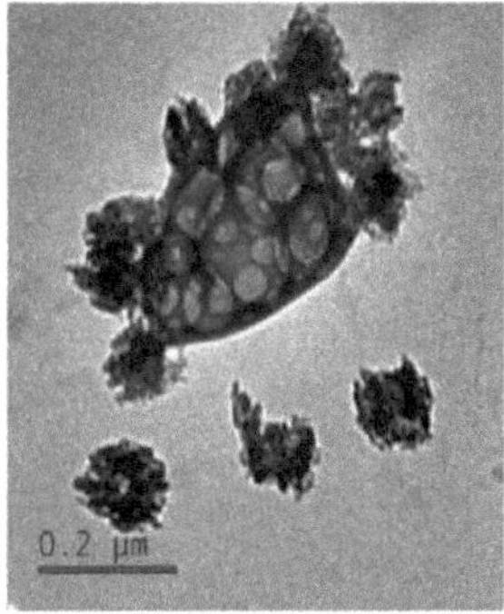
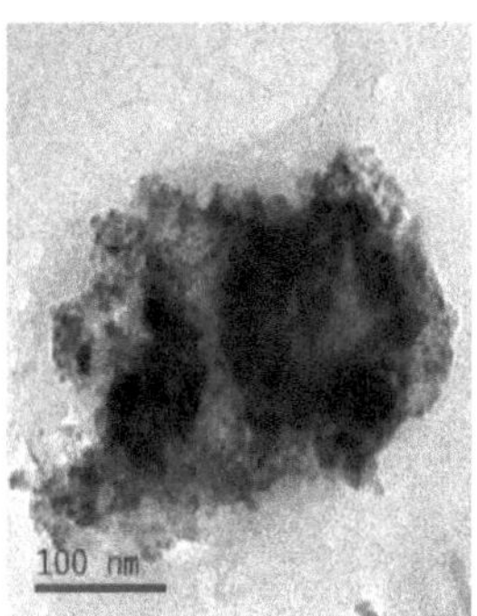

Figura 6. imagens TEM do complexo de

Imagens SEM de complexos de zinco(II)

As monografias SEM da figura 7 mostram que a forma do complexo de zinco é bem dispersa, versátil e esférica quando adicionada à solução etanolica do ligando. As partículas do complexo de zinco foram montadas numa estrutura muito aberta e quase linear, o que é preferível a um arranjo denso e fechado.

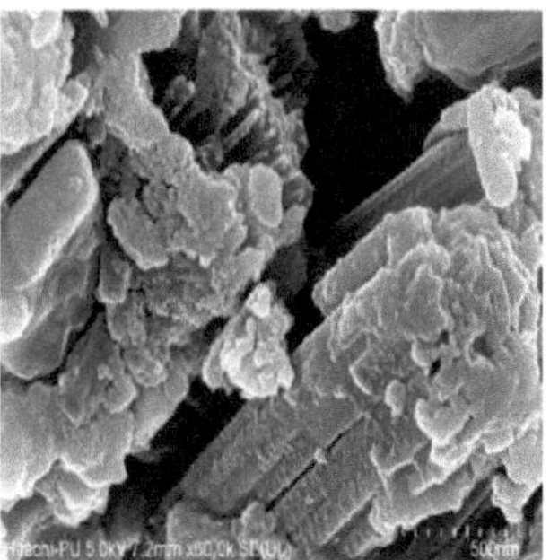
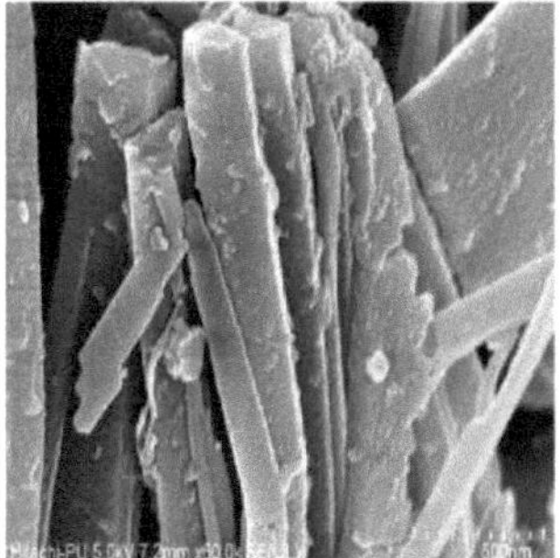

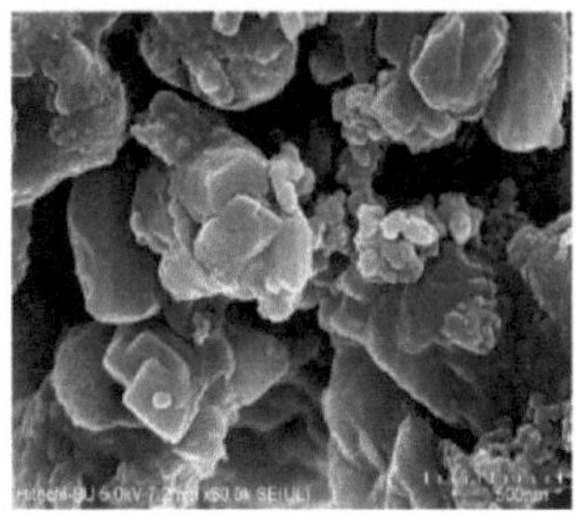 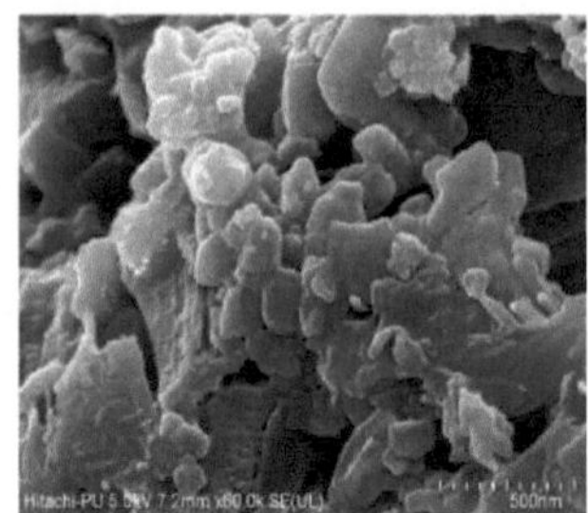

Figura 7 - Imagens SEM do complexo do

Análise TGA do ligando e do seu complexo de zinco(II)

As figuras 8 e 9 da TGA mostram que o ligante gráfico e o seu complexo de zinco (II) começam a decompor-se a 276,93°C e 259°C, respectivamente. A comparação das temperaturas de decomposição dos compostos mostra que o complexo de zinco se decompõe a temperaturas mais elevadas do que o seu ligando. A curva TGA para o complexo de zinco mostra uma perda de peso de 8,626 mg dentro da gama de temperaturas de 150-800°C e tem uma perda de Mann de 93,7%.

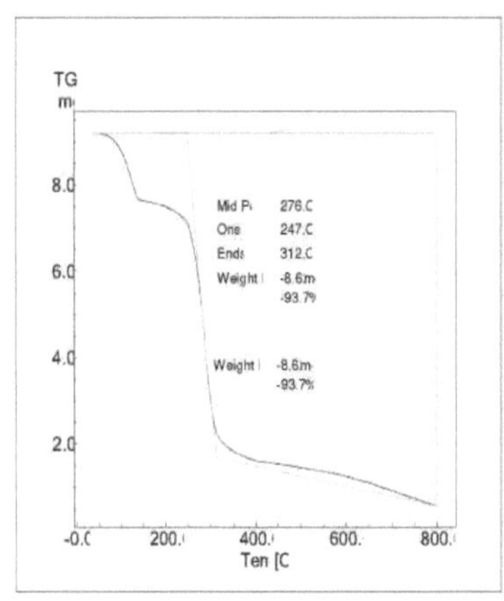 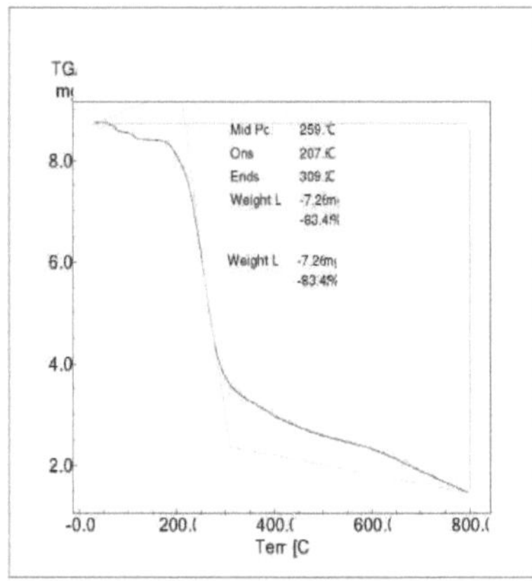

Figura 8&9TGA espectros do ligando e do seu complexo de zinco(II)

3.2 Triagem antibacteriana do ligando e do seu complexo de zinco(II)

A actividade antibacteriana do ligante de base de hidrazona Schiff L e do complexo Zn(II) foi investigada usando o método de difusão em disco e os resultados foram resumidos na Tabela 2 e Fig. 7. Os resultados mostram que tanto o ligando como o seu complexo Zn(II) são considerados não tóxicos para as bactérias Gram-positivas e Gram-negativas. Os resultados mostram que o complexo Zn(II) é mais reactivo do que o seu ligando (L); mesmo a concentração foi aumentada de **6,25 pg/ pl** para **100 pg/ pl.** A possível razão para isto poderia ser a ausência de longas cadeias de hidrocarbonetos nas estruturas da carboidrazona e do seu complexo Zn(II).

Quadro 2: Inibição do medicamento padrão vancomicina HCl contra todos os germes de teste.

S. Não.	Micróbios de teste	Diâmetro da zona de inibição (em mm) a diferentes concentrações de fármacos				
		50 pg/ pl	25 Pg/Pl	12.5 Pg/Pl	6,25 Pg/Pl	3.125 Pg/ Pl
1.	E. Coli (MTCC-1687)	11 mm	10 mm	Zero	Zero	Zero
2.	E. Faecalis (MTCC-439)	30 mm	28 mm	25 mm	23 mm	20 mm
3.	S. aureus (MTCC-737)	27 mm	26 mm	24 mm	22 mm	21 mm
4.	M.R.S.aureus (indígena)	22 mm	21 mm	19 mm	19 mm	18 mm

Tabela 3: Resultados da actividade antibacteriana da carboidrazona ligante de base de Schiff (L₁) e do seu complexo Zn(II):

S. Não.	Concentração (gg/gl) em Diclorometano e	E. Coli (MTCC-687)		S. aureus (MTCC-737)		E. Faecalis (MTCC-439	
		Ligand L₁	Complexo Zn(II)	Ligand L₁	Complexo Zn(II)	Ligand L₁	Complexo Zn(II)
1.	100 g/gl	10	20	15	25	08	13
2.	50 g/gl	12	19	12	19	09	13
3.	25 g/gl	11	18	08	14	10	12
4.	12,5 g/gl	6.25	13	06	12	06	10
5.	6,25 g/gl	5.5	10	05	10	zero	zero

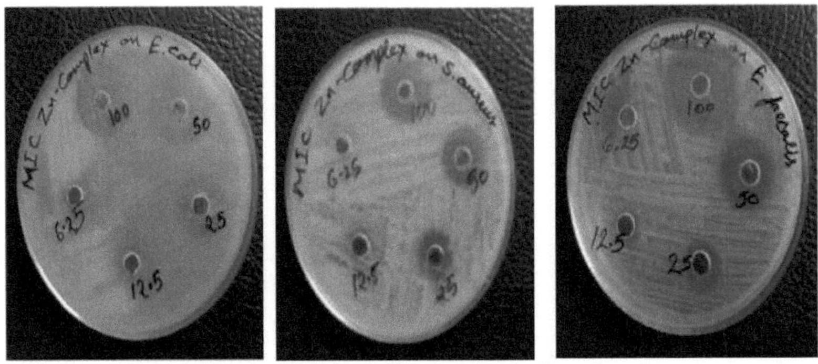

Figura 10 - Actividade antibacteriana do ligando e dos seus complexos de zinco(II)

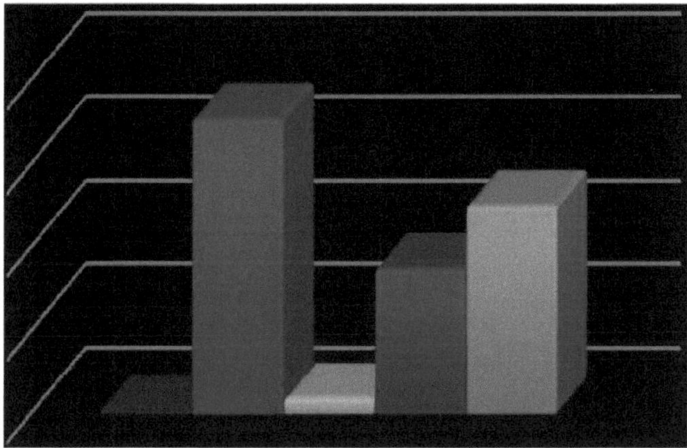

Figura 11- Representação gráfica do potencial de actividade antibacteriana do ligando e do seu complexo Zn(II) em comparação com a actividade do antibiótico padrão vancomicina.

3.3 Análise de acoplamentos moleculares

Os estudos de acoplamento molecular mostraram que tanto o complexo de zinco como o ligante entraram nas bolsas activas dos alvos moleculares e interagiram com os aminoácidos responsáveis pela inibição do alvo. Embora o complexo de zinco interagisse mais eficazmente com os resíduos de aminoácidos do que o ligando em termos de afinidade de ligação, o complexo de zinco era incapaz de formar ligações de hidrogénio com os resíduos activos do local de qualquer dos alvos, enquanto que o ligando era capaz de formar ligações de hidrogénio com cada alvo (Tabela No.). Estes resultados decifram que a afinidade de ligação significativa do complexo de zinco com a enzima topoisomerase II em comparação com a enzima gyrase de ADN confirma que o complexo Zn é mais eficaz contra *S. aureus*.

Quadro 4 . Resultados de estudos de ancoragem de complexos Zn e ligandos

Nome	BindingAffinities (kcal/mol)com alvos		Aminoácidos envolvidos nas interacções		Encadernação com distância	
	PDB=IJIJ	PDB=IKZN	PDB=IJIJ	PDB=IKZN	PDB=IJIJ	PDB=IK ZN
Complexo Zn	-12.9	-11.2	Asp40, Thr42, Thr75, Gly83, Lys84, Ser85, Gly192, Asp195, Gln196, Val224 e Phe232	Met25, Asn46, Glu50, Ile78, His95, Glu117, His118, Val120 e Leu197	NIL	NIL
Ligand	-8.9	-7.9	Gly38, Ala39, His50, Leu70, Asp195, Gln196	V al43, Asn46, Glu50, Ile78, Ala96 e Val120	Asp195 (2.242 A)	Asn46 (1.897A)

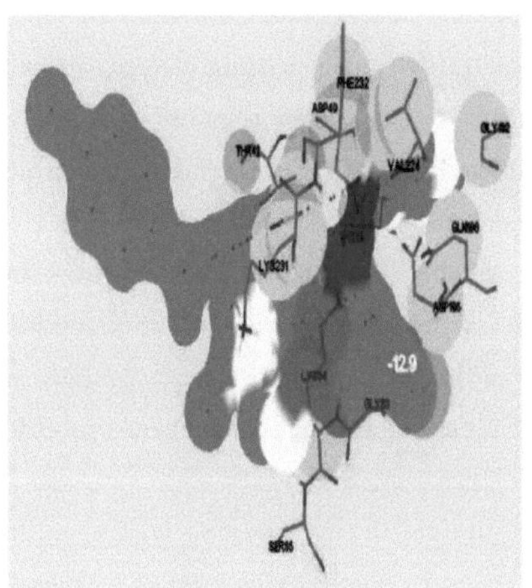

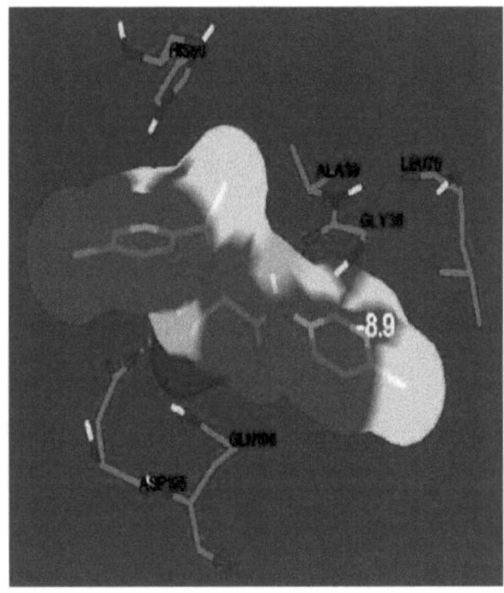

Figura 12: Um modo de ligação do complexo de zinco com topoisomerase II (modelo 3D das interacções entre ligando e alvo).

Figura 13: Um modo de ligação do ligando à topoisomerase II (modelo 3D das interacções entre ligando e alvo).

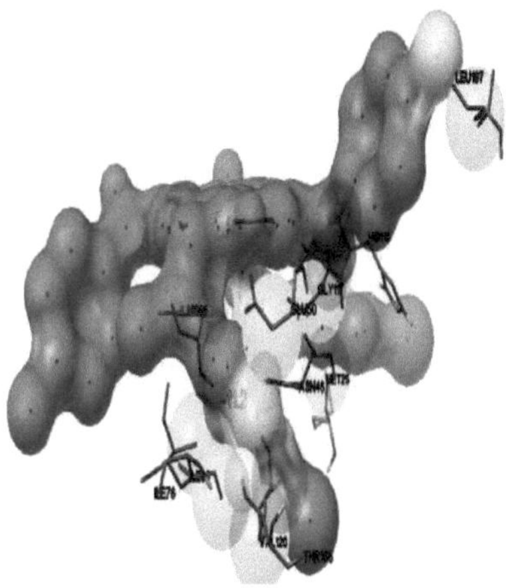

Figura 14: Um modo de ligação do complexo de zinco com giroses de ADN (modelo 3D das interacções entre ligando e alvo).

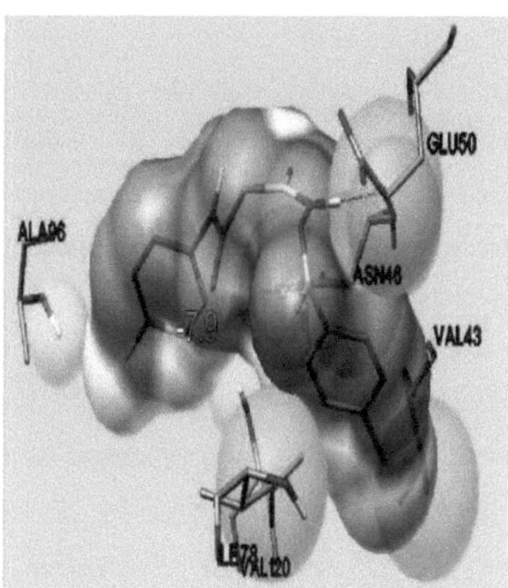

Figura 15: Um modo de ligação do ligando ao giroscópio de ADN (modelo 3D das interacções entre o ligando e o alvo).

4. CONCLUSÃO:

A síntese e estrutura molecular da **síntese, caracterização, acoplamento molecular e actividades antibacterianas do complexo bis[(E)-3{2-(1-4-clorofenil) etilideno] hidrazinil}-N-(4- metilfenil)-3-oxo propanamida zinco (II) são** relatadas. A estrutura molecular do ligante e do seu complexo Zn(II) é consistente com os resultados da análise elementar de CHN e espectroscopia de HNMR. Nos espectros UV-Vis, o deslocamento bathochromic do espectro de absorção do comprimento de onda C=N indica a ligação dos átomos de azoto azometina de C=N ao ião zinco-2+. Dos resultados do estudo antibacteriano, tanto o ligante como o seu complexo de zinco são não tóxicos tanto para as bactérias Gram-positivas como para as Gram-negativas. Estudos de acoplamento molecular também mostram que o complexo de zinco tem uma ligação excelente ao receptor responsável pelo efeito antibacteriano.

5. referências

1. Lin J, Ding J, Dai Y, et al. Óxido de zinco híbrido antibacteriano com revestimento de gelatina. *Mate Sci Eng*

C. 2017;81:321-326. doi: 10.1016/j.msec.2017.08.009. [PubMed] [CrossRefGoogle Scholar

2. Ohtsu N, Kakuchi Y, Ohtsuki T. Efeito antibacteriano dos revestimentos de óxido de zinco/hidroxiapatite.

produzido por deposição de solução química. *Appl Surf Sci.* 2 018;2018(445):596-600. doi: 10.1016/j.apsusc.2017.09.101. [CrossRef] [Google Scholar].

3. Moafi HF, Shojaie AF, Zanjanchi MA. Propriedades fotocatalíticas de autolimpeza de fibras celulósicas.

modificado por óxido de zinco de tamanho nanométrico. *Filmes finos SolidFilms*
. 20 11;519:3641-

3646.

doi: 10.1016/j.tsf.2011.01.347. [CrossRef] [Google Scholar]

4. Kang JH, Kim DJ, Choi BK, Park JW. Inibição da formação de gás malodoroso por bactérias orais

com cetilpiridínio e cloreto de zinco. *Arco Oral Biol.* 20 17;84:133-138. doi: 10.1016/j.archoralbio.2017.09.023. [PubMed] [CrossRef] [Google Scholar] [PubMed] [CrossRef] [Google Scholar

5. He G, Pearce EI, Sissons CH. Efeito inibidor de $ZnCl_2$ na glicólise em oral humana Micróbios. *Arch Oral Biol.* 2002;47:117-129. doi: 10.1016/S0003-9969(01)00093- 0. [PubMed] [CrossRef] [Google Scholar].

6. Gu H, Fan D, Gao J, et al. Efeito de $ZnCl_2$ no crescimento da placa e vitalidade do biofilme. *Arco Oral*

Biol. 2012;57:369-375. doi: 10.1016/j.archoralbio.2011.10.001. [PubMed]

[CrossRef] [Google Scholar]

7. Lima IR, Alves GG, Fernandes GMO, et al. Avaliação da biocompatibilidade in vivo de Grânulos de hidroxiapatite com iões de zinco. *Res. Mate* 2010;13:563-568. doi: 10.1590/S1516-14392010000400021. [CrossRef] [Google Scholar].

8. Abid S, Hussain T, Nazir A, et al. Melhoria da actividade antibacteriana das nanofibras PEO-chitosan.

Com potencial aplicação no tratamento de infecções por queimaduras. *Int J Biol Macromol.* 2019;135:1222-1236. doi: 10.1016/j.ijbiomac.2019.06.022. [PubMed] [CrossRef] [Google Scholar]

9. Abdullah BJ, Atasoy N, Omer AK. Avaliação dos efeitos do plasma rico em plaquetas (PRP) e do zinco.

Pomada de óxido sobre a cicatrização de feridas cutâneas. *Ann Med Surg.* 20 18;37:30-37. doi: 10.1016/j.amsu.2018.11.009. [PMC artigo gratuito] [PubMed] [CrossRef] [Google Scholar] [PubMed] [CrossRef] [Google Scholar

10. Trandafilovic LV, Bozanic DK, Dimitrijevic-Brankovic S, et al. Fabrico e antibacteriano Propriedades dos nanocompósitos de alginato de ZnO. *Polímero de Carboidratos.* 20 12;88:263-269. doi: 10.1016/j.carbpol.2011.12.005. rCrossRef] [Google Scholar]

11. Lansdown ABG, Mirastschijski U, Stubbs N, et al. Zinco na cicatrização de feridas: teórico,

aspectos experimentais e clínicos. *Regen. de reparação de feridas.* 201 7;15:2-16. doi: 10.1111/j.1524-475X.2006.00179.x. [PubMed] [CrossRef] [Google Scholar] [PubMed] [CrossRef] [Google Scholar

12. Agren MS. Zinco na cicatrização de feridas. *Arch Dermatol.* 1999;135:1273-1280. doi: 10.1001/archderm.135.10.1273-a. [PubMed] [CrossRef] [Google Scholar] [PubMed] [CrossRef] [Google Scholar

13. Alswat AA, Ahmad MB, Saleh TA, et al. Efeito dos níveis de óxido de zinco sobre as propriedades e.

Actividades antibacterianas dos nanocompósitos zeólito/óxido de zinco. *Mate Sc Eng C.* 2016;68:505- 511. doi: 10.1016/j.msec.2016.06.028. [PubMed] [CrossRef] [Google Scholar].

14. Villanueva ME, Cuestas ML, Perez CJ, et al. Libertação inteligente de nanoplaquetas antimicrobianas ZnO.

de um hidrogel queratino-responsivo a pH. *J Colloid Interf Sci.* 2019;536:372-380. doi: 10.1016/j.jcis.2018.10.067. [PubMed] [CrossRef] [Google Scholar].

15. Kaushik M, Niranjan R, Ramar T, et al. Estudos sobre a actividade antimicrobiana e a cura

de feridas.

Potencial de cura das nanopartículas de ZnO. *Appl Surf Sci.* 20 19;479:1169-1177. doi: 10.1016/j.apsusc.2019.02.189. [CrossRef] [Google Scholar].

16. Ilari A, Pescatori L, Santo RD, Battistoni A, et al. Salmonella enterica serovar Typhimurium.

O crescimento é inibido pela ligação simultânea de Zn(II) e um hidroxamato de pirólito a ZnuA, o componente solúvel do transportador de ZnuABC. *Biochim Biophys Acta.* 2016;1860:534-541. doi: 10.1016/j.bbagen.2015.12.006. [PubMed]
[CrossRef] [Google Scholar]

17. Nakai N, Okuzawa Y, Katoh N. Utilidade clínica da quimiocultura de Mohs para paliativo em doentes com carcinoma espinocelular cutâneo com factores de risco ou sem indicação para cirurgia: três relatos de casos. *J Dermatol.* 2015;42:405-407. doi: [10.1111/13468138.12767] [PubMed] [CrossRef] [Google Scholar].

18. McKinney PE, Brent J, Kulig K. Ingestão aguda de cloreto de zinco numa criança: local e sistémico.

Implicações. *Ann Emerg Med.* 1994;23:1383-1387. doi: 10.1016/S0196-0644(94)70367-
1 [PubMed] [CrossRef] [Google Scholar].

19. Kondo T, Takahashi M, Watanabe S, Ebina M, et al. Um caso de autópsia de cloreto de zinco.

Envenenamento. *Leg Med.* 2016;21:11-14. doi: 10.1016/j.legalmed.2016.05.002. [PubMed] [CrossRef] [Google Scholar].

20. Zhang Y, Ma F, Zhu J, et al. Caracterização de um novo complexo de polissacarídeos-Iron(III) e

os seus efeitos imunoreguladores inibidores da anemia e não específicos. *Mini Rev Med Chem.* 2017;17:1677. doi: 10.2174/1389557517181711107141808. [PubMed]
[CrossRef] [Google Scholar]

21. Hu W, Cao G, Zhu J, et al. Batatasinas de ocorrência natural e seus derivados como a-glucosidase.

Inibidores. *RSC Adv.* 2015;5:82153-82158. doi: 10.1039/C5RA15328J. [CrossRef]

[Google Scholar]

22. Zhang Y, Khan MZH, Yuan T, et al. Preparação e caracterização de *D. opposita* Thunb Complexo de inclusão de polissacarídeos-zinco e avaliação das actividades antidiabéticas. *Int J Biol Macromol.* 2019;121:1029-1036.

doi: 10.1016/j.ijbiomac.2018.10.068. [PubMed] [CrossRef] [Google Scholar].

23. Park JS, Kuang J, Gwon HJ, et al. Síntese e caracterização de cloreto de zinco contendo cloreto de zinco

Poli(ácido acrílico) hidrogel por radiação gama. *Radiat Phys Chem.* 2013;88:60-64. doi: 10.1016/j.radphyschem.2013.03.018. [CrossRef] [Google Scholar].

24. Silvesteria-Rodriguez N., Sicairos-Ruelas E.E., Gerba C.P., Bright K.R. *Silver as A Desinfectantes.* Springer; Nova Iorque, NY, EUA: 2007. pp. 23-45. [Google Scholar]

25. Pricker S.P. Aplicações médicas de compostos de ouro: Passado, presente e futuro. *Touro de ouro.* 1996;29:53-
60. doi: 10.1007/BF03215464. [CrossRef] [Google Scholar]

26. Base de dados de ensaios clínicos com financiamento privado e público de todo o mundo. [(recuperado em 10 de Novembro de 2019)]; Disponível em linha: https://clinicaltrials.gov/

27.. Marzo T., Massai L., Pratesi A., Stefanini M., Cirri D., Magherini F., Becatti M., Landini I.,
Nobili S., Mini E., et al. A substituição do Tiosugar de Auranofina por Iodide melhora o Potencial Anticancerígeno num Modelo de Rato de Cancro do Ovário. *ACS Med Chem Lett.* 2019;10:656-660. doi: 10.1021/acsmedchemlett.9b00007. [PMC Gratuito .
Artigo]. [PubMed] [CrossRef] [Google Scholar] [PubMed] [CrossRef] [Google Scholar

28.. Marzo T., Cirri D., Pollini S., Prato M., Fallani S., Cassetta M.I., Novelli A., Rossolini G.M.,
Messori L. Auranofina e os seus análogos mostram uma potente actividade antimicrobiana contra

Multidrug-resistentesPatógenos:
StructuralActivity
Relacionamentos. *CHEMMEDCHEM.* 2018;13:2448-2454.

doi: 10.1002/cmdc.201800498. [PubMed] [CrossRef] [Google Scholar].

29. Lista A., Beran M., DiPersio J., Slack J., Vey N., Rosenfeld C.S., Greenberg P. Oportunidades para

Trisenox® (trióxido de arsénico) no tratamento de mielodisplásticos síndromes. *Leucemia.* 2003;17:1499-1507.

doi: 10.1038/sj.leu.2403021. [PubMed] [CrossRef] [Google Scholar].

30. Lippard S.J. *Metals in Medicine.* Livros de Ciência da Universidade; Mill Valley, CA, EUA:

1994 [Google Scholar]

31. Niccoli Asabella A., Cascini G.L., Altini C., Paparella D., Notaristefano A., Rubini G. O Radioisótopos de cobre: uma revisão sistemática com especial interesse em 64Cu. *BioMed Res. Int.* 2014;2014 doi: 10.1155/2014/786463 [PMC artigo gratuito] [PubMed] [CrossRef] [Google Scholar] Retraído

32. Rosenberg B., Van Camp L., Krigas T. Inhibition of Cell Division in Escherichia coli por Produtos de electrólise a partir de um eléctrodo de platina. *Natureza.* 1965;205:698-699. doi: 10.1038/205698a0. [PubMed] [CrossRef] [Google Scholar] [PubMed] [CrossRef] [Google Scholar

33. Barry N.P.E., Sadler P.J. Exploração da tabela periódica médica: rumo a novos objectivos. *Química.*

Comunhão. 2013;49:5106. doi: 10.1039/c3cc41143e. [PubMed] [CrossRef] [Google Scholar] [PubMed] [CrossRef] [Google Scholar

34. Giorgio P. Thiosemicarbazone Metal Complexes: Da Estrutura à Actividade. *Crystallogr. aberto.*

J. 2008;3:16-28. [Google Scholar]

35. Donnelly P.S., Caragounis A., Du T., Laughton K.M., Volitakis I., Cherny R.A., Sharples R.A.,

Hill A.F., Li Q.-X., Masters C.L., et al. Selective Intracellular Release of Copper and Zinc Ions from Bis(thiosemicarbazonato) Complexes Reduces Levels of Alzheimer Disease Amyloid-pPeptide   . *J.   Biol.   Chem.* 2008;283:4568-4577.

doi: 10.1074/jbc.M705957200. [PubMed] [CrossRef] [Google Scholar] [PubMed] [CrossRef] [Google Scholar

36.. Paterson B.M., Donnelly P.S. Complexos de cobre de bis(thiosemicarbazones): Da quimioterapêutica aos radiofármacos de diagnóstico e terapêutica. *Chem. Soc. Rev.* 2011;40:3005-3018. doi: 10.1039/c0cs00215a. [PubMed] [CrossRef] [Google Scholar] [PubMed] [CrossRef] [Google Scholar

37. Jyothi N.R., Farook N.A.M., Cho M., Shim J. Actividades citotóxicas de tiosemicarbazonas e os seus complexos metálicos. *Asian J. Chem.* 2013;25 :5841-5843. doi: 10.14233/ajchem.2013.OH106. [CrossRef] [Google Scholar]

38. Shim J., Jyothi N.R., Farook N.A.M. Aplicações biológicas das thiosemicarbazonas e seus Complexos metálicos . *AsianJ* .*Chem.* 2013;25:583 8-5840.
doi: 10.14233/ajchem.2013.OH105. [CrossRef] [Google Scholar]

39. Moorthy N.S.H.N., Cerqueira N.M.F.S.A., Ramos M.J., Fernandes P.A. Aryl e Heteroaryl Derivados de tiosemicarbazona e os seus complexos metálicos: Um modelo farmacológico. *Recente Pat. Anti-Cancer Drug Discov.* 2013;8:168-182. doi: 10.2174/1574892811308020005. [PubMed] [CrossRef] [Google Scholar].

40. Jansson P.J., Kalinowski D.S., Lane D.J.R., Kovacevic Z., Seebacher N.A., Fouani L., Sahni S.,
Merlot A.M., Richardson D.R. O renascimento da polifarmacologia no desenvolvimento da terapêutica anti-cancerígena: Inibição da "Tríade da Morte" no cancro por Tiossemicarbazonas Di-2-piridilcetona. *Pharmacol. Res.* 2015;100:255-260.
doi: 10.1016/j.phrs.2015.08.013. [PubMed] [CrossRef] [Google Scholar] [PubMed] [CrossRef] [Google Scholar

41. Silva B.V., Silva B.N.M. Thio- e semicarbazones: esperança na procura de um tratamento para Leishmaniose e doença de Chagas. *Med Chem.* 2017;13:110-126. doi: 10.2174/1573406412666160909152614. [PubMed] [CrossRef] [Google Scholar].

42. Prajapati N.P., Patel H.D. Novel thiosemicarbazone derivatives e os seus complexos metálicos: ÚltimoDesenvolvimento . *Synth. Commun.* 2019;49:2767-2804.

doi: 10.1080/00397911.2019.1649432. [CrossRef] [Google Scholar].

43. Namiecinska E., Sobiesiak M., Malecka M., Guga P., Rozalska B., Budzisz E. Antimicrobiano

e propriedades estruturais de complexos iónicos metálicos com motivo tiosemicarbazida e compostos heterocíclicos relacionados . *Curr. Med. Chem.* 2019;26:664-693. doi: 10.2174/0929867325666180228164656. [PubMed] [CrossRef] [Google Scholar].

44. Haldys K., Latajka R. Thiosemicarbazone com actividade inibitória da tirosinase. actividade. *MedChemComm.* 2019;10:378-389. doi: 10.1039/C9MD00005D. [Artigo gratuito do PMC] [PubMed] [CrossRef] [Google Scholar].

45. Guha P.C., Dey S.C. Formações de Hetero-Anel com tiocarboidrazida. II. condensações com Diketones e aldeídos. *Q. J. Indian Chem. Soc.* 1925;2:225-239. [Google Scholar]

46. Guha P.K., Roychoudhury S.K.. Formações hetero-aneladas com tiocarboidrazida. IV. Reacções de 1-feniltiocarboidrazida. *J. Indian Chem. Soc.* 1928;5:163-174. [Google Scholar]

47. Guha P.C., Roychoudhury S.K.. Formações hetero-aneladas com tiocarboidrazida. III. reacções de thiocarboidrazidas substituídas. *J. Indian Chem. Soc.* 1928;5:149-161. [Google Scholar]

48. F.A. francês, Blanz E.J. A Actividade Carcinostática de Tiosemicarbazonas de Formyl Compostos heteroaromáticos. 1 III. correlação primária. *J. Med. Chem.* 1966;9:585-589. doi: 10.1021/jm00322a032. [PubMed] [CrossRef] [Google Scholar] [PubMed] [CrossRef] [Google Scholar

49. Wiles D.M., Suprunchuk T. Produção e propriedades fungistáticas das thiocarboidrazonas. *J.* *Med Chem.* 1970;13:323-324. doi: 10.1021/jm00296a047. [PubMed] [Ref. Cruz | [Google Scholar]

50. Cano Pavon J.M., Garcia de Torres A., Cristofol Alcaraz E., Siles Cordero M.T., Vereda Alonso E. Aplicações analíticas das thiocarboidrazonas. Uma revisão. *Quim. Anal.* 1994;13:5-10. [Google Scholar

51. P.A. Vigato, S.Tamburini. Coord. Chem Rev 248:1717.

52. C.T.Barboiu, M.Luca, C.Pop, E.Brewster, M.E. Dinculescu. Eur.J.Med.Chem., 31, (1996) 597.

53. (a) S.Gaur, Assian J.chem. 15(1) (2003) 250.(b) M.J.Gemi, C.Biles,B.J.Keiser,S.M.Poppe, S .M. Swaney, W.G.Tarapley, D.L.Romeso, Y.Yage, J.Med.Chem. 43(5)(2000) 1034.

54. H.Keypour, M.Rezaeivala, L.Valencia, P.Perez-Lourido, H.Raza Khavasi. Polyhedron 28(2009)
3755.

55. K.S.Suslick, T.J.J.Reinert, J.Chem.Educ.62(1988) 974.

56. J.Tisato, F.Refosco, F.Bandoli,Coord.Chem. Rev. 135 (1994) 325.

57. A.-N. M. A. Alaghaz, H. A. Bayoumi, Y. A. Ammar, e S. A. Aldhlmani, "Síntese, Characterisation and antipathogenic studies of some transition metal complexes with N,O-chelating Schiff's base ligands containing azo and sulfonamide moieties", *Journal of Molecular Structure,* vol. 1035, pp. 383-399, 2013.
Ver em: Página da editora | Google Scholar

58. Z. Guo e P. J. Sadler, *Advances in Inorganic Chemistry,* vol. 49, Academic Press, San Diego,
CA, EUA, 2000.

59. A. A. El-Sherif e T. M. A. Eldebss, "Síntese, caracterização espectral, equilíbrio de soluções",
Actividades antibacterianas e citotóxicas in vitro dos complexos Cu(II), Ni(II), Mn(II), Co(II) e Zn(II) com bases Schiff derivadas de 5-bromossalicilaldeído e 2-aminometiltiofeno", *Spectrochimica Acta Parte A: Espectroscopia Molecular e Biomolecular,* vol. 79, no. 5, pp. 1803-1814, 2011.

60. A. A. El-Sherif, M. R. Shehata, M. M. Shoukry, e M. H. Barakat, "Síntese, caracterização", estudo de equilíbrio e actividade biológica dos complexos Cu (II), Ni (II) e Co (II) de polidentate base ligante de Schiff," *Spectrochimica Acta Parte A: Espectroscopia Molecular e Biomolecular,* vol. 96, pp. 889-897, 2012.

61. A. A. El-Sherif, M. M. Shoukry e M. M. A. Abd-Elgawad, "Síntese, Caracterização", actividade biológica e estudos de equilíbrio de complexos iónicos metálicos(II) com hidrazona tridentate ligante derivada da hidralazina", *Spectrochimica Acta Parte A: Espectroscopia Molecular e Biomolecular,* vol. 98, pp. 307-321, 2012.

62. M. S. Aljahdali, A. A. El-Sherif, R. H. Hilal, e A. T. Abdel-Karim, "Transição bivalente mista

complexos metálicos de 1,10-fenantrolina e 2-aminometiltiofenil-4-bromossalicilaldeído base Schiff: espectroscopia, modelação molecular e actividades biológicas", *European Journal of Chemistry,* vol. 4, no. 4, pp. 370-378, 2013.

Ver em: Página da editora | Google Scholar

63. A. El-Dissouky, N. M. Shuaib, N. A. Al-Awadi, A. B. Abbas, e A. El-Sherif, "Síntese", Characterisation, potentiometric and thermodynamic studies of transition metal complexes with 1-benzotriazol-1-yl-1-[(p-methoxyphenyl) hydrazono]propan-2-one", *Journal of Coordination Chemistry,* vol. 61, no. 4, pp. 579-594, 2008.

Ver em: Página da editora | Google Scholar

64. N. A. Al-Awadi, N. M. Shuaib, A. Abbas, A. A. El-Sherif, A. El-Dissouky, e E. Al-Saleh, "Síntese, caracterização e actividade biológica de N^1 metil-2-(1H-1, 2, 3- benzotriazol-1-yl)-3-oxobutano-etioamida com alguns iões metálicos divalentes(II)," *Bioinorganic Chemistry and Applications,* vol. 2008, Artigo ID 479897, 10 páginas, 2008.

Ver em: Página da editora | Google Scholar

65. B. Jeragh, D. Al-Wahaib, A. A. El-Sherif, e A. El-Dissouky, "Potenciometria e Thermodynamic studies of the dissociation and metal complextion of 4-(3-hydroxypyridin-2- ylimino)-4-phenylbutan-2-one", *Journal of Chemical & Engineering Data,* vol. 52, no. 5, pp.1609-1614, 2007.

Ver em: Página da editora | Google Scholar

66. A. T. A. Karim e A. A. El-Sherif, "Estudos Físicoquímicos e Actividade Biológica de Misturados

complexos de ligantes envolvendo metais de transição bivalentes com uma nova base de Schiff e glicina como um aminoácido representativo", *European Journal of Chemistry,* vol. 5, no. 2, pp. 328-333, 2014.

Ver em: Página da editora | Google Scholar

67. M. S. Aljahdali, A. T. Abedelkarim, A. A. El-Sherif, e M. M. Ahmed, "Síntese, caracterização, estudos de equilíbrio, e actividade biológica de complexos envolvendo cobre(II), 2-aminometiltiofenil-4-bromossalicilaldeído base Schiff, e aminoácidos seleccionados," *Journal of Coordination Chemistry,* vol. 67, no. 5, pp. 870-890, 2014.

Ver em: Página da editora | Google Scholar

68. A. Fetoh, K. A. Asla, A. A. El-Sherif, H. El-Didamony, e G. M. Abu El-Reash, "Síntese, caracterização estrutural, termo gravimétrica, modelação molecular e estudos biológicos dos complexos de bases Co(II) e Ni(II) Schiff", *Journal of Molecular Structure,* vol. 1178, pp. 524-537, 2019.

Ver em: Página da editora | Google Scholar

69. H. G. Seiler, H. Sigel e A. Sigel, *Handbook on Toxicity of Inorganic Compounds,* Volume 14,

Departamento de Energia dos Estados Unidos, Washington, DC, EUA, 1988.

70. H. Seiler, A. Sigel, e H. Sigel, *Handbook on Metals in Clinical and Analytical Chemistry,* vol.

58, CRC Press, Boca Raton, FL, EUA, 1994.

70. R. L. Willson, "Zinco e ferro em patologia de radicais livres e controlo celular", em *Zinco no Homem*

Biology, pp. 147-172, Springer, Berlim, Alemanha, 1989.

Ver em: Google Scholar

71. M. M. Brzoska e J. Moniuszko-Jakoniuk, "Interacções entre o cádmio e o zinco no organism", *Food and Chemical Toxicology,* vol. 39, no. 10, pp. 967-980, 2001.

Ver em: Página da editora | Google Scholar

72.I. M. Armitage, A. J. M. Schoot Uiterkamp, J. F. Chlebowski e J. E. Coleman, "113Cd NMR como sonda dos sítios activos de metalloenzymes", *Journal of Magnetic Resonance,* vol. 29, no. 2, pp. 375-392, 1978.

Ver em: Página da editora | Google Scholar

73. W. A. Zoubi, F. Kandil, e M. K. Chebani, "The synthesis of N2O2-Schiff base ligand and bulk liquid membrane transport of Cu^{2+} ," *Arabian Journal of Chemistry,* vol. 9, no. 5, pp. 626632, 2016.

74. Mohamed, G.G. Síntese, caracterização e actividade biológica dos ligandos de base de bis(fenilimina) Schiff e os seus complexos metálicos. Spectrochim. Acta A 2006, 64, 188. [CrossRef].

75.. Tofazzal, M.; Tarafder, H.; Ali, M.A.; Saravanan, N.; Weng, W.Y.; Kumar, S.; Tsafe, N.U.; Crouse, K.A. Coordenação química e actividade biológica de duas bases tridentárias ONS e NNS Schiff derivadas de S-benzyldithiocarbazate. Trans. Met. Chem. 2000, 25, 295298.

76 Chandra, S.; Jain, D.; Sharma, A.K.; Sharma, P. Modos de Coordenação de um Derivado

Pentadentário de Base Schiff de 4-Aminoantipirina com Cobalto (II), Níquel (II) e Cobre (II) Iões Metálicos: Síntese, Estudos Espectroscópicos e Antimicrobianos. Moléculas 2009, 14, 174190. [CrossRef].

4. Golcu, A.; Tumer, M.; Demirelli, H.; Wheatley, R.A. Cd (II) e Cu (II) complexos de ligandos de base de polidentate Schiff: Síntese, caracterização, propriedades e actividade biológica. Inorg. Chim. Acta 2005, 358, 1785-1797. [CrossRef.]

5. Sinha, D.; Tiwari, A.K.; Singh, S.; Shukla, G.; Mishra, P.; Chandra, H.; Mishra, A.K. Síntese, Caracterização e actividade biológica dos análogos de base Schiff de indole-3-carboxaldeído. Eur. J. Med. Chem. 2008, 43, 160-165. [CrossRef] [PubMed] Cristais 2022, 12, 1436 10 de 15

6. Phatak, P.; Jolly, V.S.; Sharma, K.P. Síntese e actividades biológicas de algumas novas Bases de navios Arylazo substituídas. Orient. J. Chem. 2000, 16, 493.

7. Ansary, E.; Soliman, A.L.; Sherif, A.A.; Ezzat, J.A. Fabrico e investigação térmica de novos Complexos de bases de navios salicilideno-2- aminothiophenol. Reacção. Inorg. Met.-Org. Chem. 2002, 32, 1301-1318. [CrossRef.]

8. Tuncel, M.; Serin, S. Síntese e caracterização de cobre(II), níquel(II), e cobalto(II). Quelatos com ligantes tridentados de base de Schiff derivados do ácido 4-amino-5-hidroxinaftaleno-2,-7-dissulfónico. Reagir. Inorg. Met.-Org. Chem. 2003, 33, 985-998. [CrossRef.]

9. Celik, C.; Tumer, M.; Serin, S. Complexos de ligantes de base de tetradentado Schiff com ligantes divalentes Metais de transição. Reagir. Inorg. Met.-Org. Chem. 2002, 32, 1839-1854. [CrossRef.]

10. Temel, H.; Ilhan, S.; Sekerci, M.; Ziyadanoullar, R. A síntese e a caracterização espectral dos novos complexos Cu(II), Ni(II), Co(III) e Zn(II) com base em Schiff. Espectrosc. Lett. 2002, 35, 219-228. [CrossRef.]

11. Karmakar, M.; Chattopadhyay, S. Uma visão abrangente da orientação do tetradentado N2O2 ligandos de base doador-Schiff em complexos octaédricos de metais trivalentes 3d. J. Molec. Estruturas. 2019, 1186, 155-186. [CrossRef.]

12. Nguyen, Q.T.; Thi, P.N.P.; Nguyen, V.T. Síntese, caracterização e citotoxicidade in vitro. dos complexos Cu(II) e Fe(III) de base tetradentário assimétrico de Schiff. Bioinorg. Chem. Appl. 2021, 6696344. [CrossRef].

13. Freire, C.; Nunes, M.; Pereira, C.; Fernandes, D.M.; Peixoto, A.F.; Rocha, M. Metallo(salen) Complexos como blocos de construção versáteis para a produção de materiais

moleculares e dispositivos com propriedades afinadas. Coordena. Chem. Rev. 2019, 394, 104-134. [CrossRef.]

14. Erxleben, A. Complexos de sais metálicos de transição em bioinorgânica e química medicinal. Inorg.

Chim. Acta 2018, 472, 40-57. [CrossRef.]

15. Liu, X.; Manzur, C.; Novoa, N.; Celedon, S.; Carrillo, D.; Hamon, J.R. Multidentate

As bases de Schiff não simetricamente substituídas e os seus complexos metálicos: Síntese, propriedades funcionais do material e aplicações em catálise. Coordena. Chem. Rev. 2018, 357, 144-172. [CrossRef.]

16. Pessoa, J.C.; Correia, I. Salane vs. salen metal complexes in catalysis and medical applications:

Virtudes e armadilhas. Coordena. Chem. Rev. 2019, 388, 227-247. [CrossRef.]

17. Yuan, G.; Jiang, H.; Zhang, L.; Liu, Y.; Cui, Y. Cristalina à base de metalosaleno poroso cristalino

Materiais: Síntese e propriedades. Coord. Chem. Rev. 2019, 378, 483-499. [CrossRef.]

18. Shimazaki, Y. Química de oxidação de complexos de metal tipo Sal(II). Em Electroquímica;

Khalid, M.A.A., Ed; InTech: Rijeka, Croácia, 2013; Capítulo 3; pp. 51-70.

19. Ali, A.; Kamra, M.; Roy, S.; Muniyappa, K.; Bhattacharya, S. Novel oligopyrrole carboxamide.

Sais à base de níquel(II)- e paládio(II)-, os seus alvos são o ADN humano G-quadruplex e a sua toxicidade selectiva para as células cancerígenas. Chem. Asian J. 2016, 11, 2542-2554. [CrossRef.]

20. Saini, A.K.; Kumari, P.; Sharma, V.; Mathur, P.; Mobin, S.M. Diferentes motivos estruturais na

s complexos metálicos à base de aleno de Co(II), Ni(II) e Cu(II): síntese, estruturas cristalinas, dinâmica molecular e actividades biológicas. Dalton Trans. 2016, 45, 19096-19108 [CrossRef] 21. Consiglio, G.; Oliveri, I.P.; Failla, S.; Di Bella, S. Sobre as Propriedades de Agregação e Detecção dos Complexos de Zinco(II) Schiff-Base de Ligandos do Tipo Salen. Molecules 2019, 25, 2514. [CrossRef.]

22. Matozzo, P.; Colombo, A.; Dragonetti, C.; Righetto, S.; Roberto, D.; Biagini, P.; Fantacci, S.;

Marinotto, D. Chiral Bis(salicylaldiminato)zinco(II) Complexo com Propriedades Ópticas Não Lineares de Segunda Ordem e Luminescentes em Solução. Inorgânicos 2020, 8, 25 [CrossRef].

23. Sagar Babu, S.V.; Krishna Rao, K.; Ill Lee, Y. Synthesis, Characterisation, Luminescence e
Propriedades de ligação de ADN da família Ln(III) Schiff base. J. Chil. Chem. Soc. 2017, 62, 34473453. [CrossRef.]

24. Leoni, L.; Cort, A.D. O cenário supramolecular de salofeno metálico e salen metálico. Complexos. Inorganics 2018, 6, 42. [CrossRef]

25. Novoa, N.; Manzur, C.; Roisnel, T.; Kahlal, S.; Saillard, J.Y.; Carrilo, D.; Hamon, J.R. Blocos de construção à base de níquel(II)com derivados de base Schiff: Percepções experimentais e cálculos DFT. Moléculas 2021, 26, 5316. [CrossRef].

26. Vigato, P.A.; Tamburini, S. O desafio das bases cíclicas e acíclicas do schiff e afins Derivados. Coordenados. Chem. Rev. 2004, 248, 1717-2128. [CrossRef.]

27. Biswas, C.; Drew, M.G.B.; Figuerola, V.; Gomez-Coca, S.; Ruiz, E.; Tangoulis, V.; Ghosh, A.
Acoplamento magnético em complexos trinucleares parciais cubano-cobre(II) com um núcleo de ponte hidroxo e pontes periféricas de fenoxo de ligandos de base de Schiff doador NNO. Inorg. Chim. Acta 2010, 363, 846-854. [CrossRef.]

28. Ding, C.X.; Ni, J.; Yang, Y.H.; Ng, S.W.; Wang, B.W.; Shu, Y.X. Mono-, tetra- e Complexos metálicos de transição octanuclear de ligandos de base de Schiff gerados in situ com até 12 átomos coordenados: sínteses, estruturas e magnetismo. Cristais. Eng. Com. 2012, 21, 7312-7319. [CrossRef.]

29. Wang, J.L.; Liu, B.; Yang, B.S. Uma nova classe de metais oligoméricos e poliméricos d10.
Complexos de ligantes assimétricos de N-heterocíclicos com forte empilhamento e ligação de hidrogénio: Sínteses, estruturas e fotoluminescência. Cristais. Eng. Com. 2011, 13, 70867097.

30. Elmali, A.; Zeyrek, C.T.; Elerman, Y. Estrutura de cristais, propriedades magnéticas e moleculares
Cálculos orbitais de um complexo de cobre dinuclear(II) ligado por um átomo de alkoxo-oxigénio e um ião de acetato. J. Mol. Estrutura. 2004, 693, 225-234. Cristais [CrossRef] 2022, 12, 1436 11 de 15

31. Xu, H.B.; Wang, B.W.; Pan, F.; Wang, Z.M.; Gao, S. Stringing Oxo-Centered Trinuclear [MnIII3O] unidades para ímanes de uma só cadeia com formadores ou ligadores de azida. Angew. quimica. Int. Ed. 2007, 119, 7532-7536. [CrossRef.]

32. Zheng, W.X.; Wei, Y.Q.; Tian, C.B.; Xiao, X.Y.; Wu, K.C. Dissolução espontânea de um hélice homociral a partir de um aglomerado de níquel tetranuclear. Crista. Eng. Comm.

2012, 14, 3347-3350. [CrossRef.]

33. Erxleben, A.; Hermann, J. Di- e complexos de base de zinco polinuclear(II) Schiff: Síntese, Estudos estruturais e reacção com um éster de a-aminoácido. J. Chem. Soc. Dalton Trans. 2000, 4, 569-575. [CrossRef.]

34. Guo, J.; Ma, J.F.; Liu, B.; Kan, W.Q.; Yang, J. A Series of 2D and 3D Metal-Organic Andaimes baseados num tetrakis(4-piridiloximetileno)metano ligante e policarboxilatos: sínteses, estruturas e propriedades fotoluminescentes. Cristais. Growth Des. 2011, 11, 3609-3621. [CrossRef.]

35. Kumar, S.; Dhar, D.N.; Saxsena, P.N. Aplicações de complexos metálicos de bases Schiff-A.

Revisão. J. Scient. Ind. Res. 2009, 68, 181-187.

36. Habib, H.A.; Hernandez, B.G.; Shandi, K.A.; Sanchiz, J.; Janiak, C. Ferro, cobre e zinco Difosfonatos de 1-hidroxialquilideno de amónio com estruturas metal-ligandares covalentes zero-, unidimensionais e bidimensionais alargadas por ligação de hidrogénio assistido por carga para formar redes supramoleculares tridimensionais. Polyhedron 2010, 29, 2537-2545 [CrossRef].

37. Li, Y.; Wu, Y.; Zhao, J.; Yang, P. Estudos de ligação de ADN e clivagem de novos binucleares

Complexo de cobre(II) com 1,10-dimetil-2,20-bimidazol ligante. J. Inorg. Biochem. 2007, 101, 283-290. [CrossRef.]

38. Lv, J.; Liu, T.; Cai, S.; Wang, X.; Liu, L.; Wang, Y. Síntese, Estrutura e Actividade Biológica

de complexos de cobalto(II) e de cobre(II) de bases de Schiff derivadas de vales. J. Inorg. Biochem. 2006, 100, 1888-1896. [CrossRef.]

39. Costamagna, J.; Ferraudi, G.; Matsuhiro, B.; Campos-Vallette, M.; Canales, J.; Villagran, M.;

Vargas, J.; Aguirre, M.J. Complexos de macrociclos com braços pingentes como modelos para moléculas biológicas. Coord. Chem. Rev. 2000, 196, 125-164. [CrossRef].

40. Dong, Y.B.; Zhang, A.K.; Ma, J.P.; Huang, R.Q. Novela Ag(I) unidimensional e bidimensional

Redes de ligandos de base de navios duplos com diazelos de quinoxalina desubstituídos como locais de ligação terminal. Cristais. Growth Des. 2005, 5, 1857-1866. [CrossRef.]

41. Afsan, Z.; Roisnel, T.; Tabassum, S.; Arjmand, F. Esclarecimento da estrutura

{espetroscópica, individual

Difracção de raios X de cristal e estudos DFT computacionais} de novos complexos de base de Schiff derivados de benzenossulfonamida intercalando cobre(II): perfil biológico abrangente { ligação de ADN, clivagem de ADN pBR322, inibição de Topo I e actividade citotóxica}. Bioorg. Chem. 2020, 94, 103427.

42. Kargar, H.; Behjatmanesh-Ardakani, R.; Torabi, V.; Sarvian, A.; Kazemi, Z.; Chavoshpour-

Natanzi, Z.; Mirkhani, V.; Sahraei, A.; Tahir, M.N.; Ashfaq, M.; et al. Complexo de cobre(II) e de zinco(II) de halogenado bidentado N, ligantes de base O-donor Schiff: síntese, caracterização, estruturas cristalinas, ligação de ADN, acoplamento molecular, estudos computacionais DFT e TD-DFT. Inorg. Chim. Acta 2021, 514, 120004. [CrossRef.]

43. Abu-Dief, A.M.; Mohamed, I.M.A. Uma revisão sobre aplicações versáteis do metal de transição

Complexos contendo bases de navios. Beni Suef. Univ. J. Aplicação básica. Sci. 2015, 4, 119133. [CrossRef] [PubMed]

44. Mais, M.S.; Joshi, P.G.; Mishra, Y.K.; Khanna, P.K. Complexos de metal à base de navios. e semicarbazonas para aplicações biomédicas e afins: Uma visão geral. Mate. Hoje Chem. 2019, 14, 100195. [CrossRef] [PubMed]

45. Utreja, D.; Vibha, B.S.P.; Singh, S.; Kaur, M. Schiff Bases e os seus Complexos Metálicos como Anti

Medicamentos contra o cancro: Uma revisão. CBC 2015, 11, 215-230. [CrossRef.]

46. Abd-Elzaher, M.M.; Labib, A.A.; Mousa, H.A.; Moustafa, S.A.; Ali, M.M.; El-Rashedy, A.A.

Síntese, actividade anti-cancerígena e estudo de acoplamento molecular de complexos de base de Schiff com tiazole moiety. Beni-Suef Univ. J. Aplicação Básica. Sci. 2016, 5, 85-96. [CrossRef.]

47. Ren, S.; Wang, R.; Komatsu, K.; Bonaz-Krause, P.; Zyrianov, Y.; Mckenna, C.E.; Csipke, C.;

Tokes, Z.A.; Lien, E.J. Síntese, avaliação biológica e análise quantitativa da relação estrutura-actividade das novas bases Schiff de hidroxisemicarbazida como potenciais agentes antitumorais. J. Med. Chem. 2002, 45, 410-419. [CrossRef.]

48. Venkatachalam, G.; Ramesh, R. Ruthenium(III) complexos de base bis-bidentate Schiff mediados

Transferência de hidrogenação de imines. Inorg. comun. química. 2006, 9, 703-707.

49. Kannan, S.; Ramesh, R.; Liu, Y. Ruthenium(III) activação C-H mediada de azonaftol: Síntese, caracterização estrutural e hidrogenação de transferência de cetonas. J. Organomet. Chem. 2007, 692, 3380-3391. [CrossRef.]

50. Zoubi, W.A.; Ko, Y.G. Schiff complexos de base e as suas versáteis aplicações como catalisadores em

o xidação de compostos orgânicos: Parte I. Aplic. Organomet. Chem. 2016, 31, e3574. [CrossRef] 51. Ghanghas, P.; Choudhary, A.; Kumar, D.; Poonia, K. Coordenação de complexos metálicos com bases Schiff: Farmacoforos úteis com aplicações biológicas extensivas. Inorg. Chem. Commun. 2021, 130, 108710. [CrossRef.]

52. Chkirate, K.; Karrouchi, K.; Chakchak, H.; Mague, J.T.; Radi, S.; Adarsh, N.N.; Li, W.; Talbaoui, A.; Essassia, E.M.; Garcia, Y. Complexos de coordenação construídos a partir de pirazol-acetamida e pirazol-quinoxalina: Efeito da ligação de hidrogénio no processo de auto-montagem e actividade antibacteriana. RSC Adv. 2022, 12, 5324. [CrossRef.]

53. Turecka, K.; Chylewska, A.; Rychlowski, M.; Zakrzewska, J.; Waleron, K. Antibacterial Actividade de complexos de Co(III) com ligantes quelatos de diamina contra um largo espectro de bactérias com um mecanismo de interacção de ADN. Farmácia 2021, 13, 946. [CrossRef] [PubMed]

54. Salishcheva, O.V.; Prosekov, A.Y. Actividade antimicrobiana da platina mono e polinuclear

e complexos de paládios. Água crua de alimentos. 2020, 8, 298-311. [CrossRef] Cristais 2022, 12, 1436 12 de 15

55. Ngoepe, M.P.; Clayton, H.S. Complexos metálicos como síntese de ADN e/ou inibidores de reparação:

Anticancerígenos e agentes antimicrobianos. Pharm. Fronts 2021, 3, e164-e182. [CrossRef].

56. Claudel, M.; Schwarte, J.V.; Fromm, K.M. Novas Estratégias Antimicrobianas Baseadas no Metal

Complexos. Chemistry 2020, 2, 849-899 [CrossRef].

57. Kumar, M.; Kumar, G.; Masram, D.T. Complexo de Cobre(II) contendo enoxacina e ligandos heterocíclicos: Síntese, estruturas cristalinas e suas perspectivas biológicas. Novo J. Chem. 2020, 44, 8595-8613. [CrossRef.]

58. Soroceanu, A.; Cazacu, M.; Shova, S.; Turta, C.; Kozisek, J.; Gall, M.; Breza, M.; Rapta, P.; Mac Leod, T.C.O.; Pombeiro, J.L.; et al. Complexos de cobre (II) com bases Schiff contendo uma unidade de disiloxano: síntese, estrutura, características de ligação e

actividade catalítica para a oxidação aeróbica do álcool benzílico. Eur. J. Inorg. Chem. 2013, 9, 1458-1474. [CrossRef.]

59. Zaltariov, M.F.; Cazacu, M.; Vornicu, N.; Shova, S.; Racles, C.; Balan, M.; Turta, C. Uma nova
Diamina com a meada disiloxano e algumas bases Schiff derivadas: Síntese, caracterização estrutural e actividade antimicrobiana. Supramol. Chem. 2013, 25, 490-502. [CrossRef.]

60. Cazacu, M.; Shova, S.; Soroceanu, A.; Machata, P.; Bucinsky, L.; Breza, M.; Rapta, P.; Telser,
J.; Krzystek, J.; Arion, V.B. Charge e spin states em complexos metálicos de base Schiff com uma unidade disiloxane exibindo um forte carácter ligante não inocente: síntese, estrutura, espectroelectroquímica e cálculos teóricos. Inorg. 2015, 54, 5691-5706. [CrossRef] [PubMed].

61. Vlad, A.; Zaltariov, M.F.; Shova, S.; Cazacu, M.; Avadanei, M.; Soroceanu, A.; Samoila, P.
Novos complexos Zn(II) e Cu(II) com ligandos de base N2O2 siloxane Schiff gerados in situ. Polyhedron 2016, 115, 76-85 [CrossRef.]

62. Vlad, A.; Avadanei, M.; Shova, S.; Cazacu, M.; Zaltariov, M.F. Síntese, Estrutura Caracterização e propriedades de alguns novos complexos à base de siloxano de base bis-Schiff de cobre (II), níquel (II) e manganês (II). Polyhedron 2018, 146, 129-135 [CrossRef.]

63. Damoc, M.; Stoica, A.C.; Macsim, A.M.; Dascalu, M.; Zaltariov, M.F.; Cazacu, M. Salen-type
Bases Schiff separadas pelo motivo tetrametildissiloxano altamente flexível e hidrofóbico. Algumas características sintéticas, estruturais e comportamentais. J. Molec. Liq. 2020, 316, 113852. [CrossRef.]

64. Racles, C.; Zaltariov, M.F.; Damoc, M.; Macsim, A.M.; Iacob, M.; Sacarescu, L. Três Reacções, um catalisador: Um complexo multiusos de platina(IV) e o seu homólogo apoiado pela sílica para processos amigos do ambiente. Aplicável. Organomet. Chem. 2020, 34, e5422. [CrossRef].

65. Kargar, H.; Fallah-Mehrjardi, M.; Behjatmanesh-Ardakani, R.; Rudbari, H.A.; Ardakani, A.A.;
Sedighi-Khavidak, S.; Munawarf, K.S.; Ashfaq, M.; Tahir, M.N. Síntese, caracterização espectral, estruturas cristalinas, actividades biológicas, cálculos teóricos e efeito de substituição do ligante salicilideno sobre a natureza dos complexos mono e dinucleares

Zn(II) Schiff base. Polyhedron 2022, 213, 115636. [CrossRef.]

66. Nath, B.D.; Islam, M.; Karim, R.; Rahman, S.; Shaikh, A.A.; Georghiou, P.E.; Menelaou, M.

Avanços recentes em derivados acíclicos de base acíclica de Schiff integrados em metal: Aspectos biológicos. ChemistrySelect 2022, 7, e20210429. [CrossRef].

67. Abid, K.K.; Al-Bayati, R.H.; Faeq, A.A. Complexos metálicos de transição de novas N-amino quinolonas.

derivado; síntese, caracterização, estudo térmico e propriedades antimicrobianas. J. Am. Chem. Soc. 2016, 6, 29-35.

68. Abu-Dief, M.; Nassr, L.A.E.; Alfaiataria, caracterização físico-química, antibacteriana e anti

Estudos sobre o modo de ligação do ADN de Cu(II) bioactivo aminoácidos de base de Schiff contendo 5-bromo-2-hidroxibenzaldeído. J. Irão. Chem. Soc. 2015, 12, 943-955. [CrossRef.]

69. Abdel-Rahman, L.H.; Abu-Dief, A.M.; Hashem, N.A.; Seleem, A.A. Recentes avanços em

Síntese, caracterização e actividade biológica de complexos de aminoácidos M(II) de base de Schiff de tamanho nanométrico. Int. J. Nanomater. Chem. 2015, 1, 79-95.

70. Yousif, E.; Majeed, A.; Al-Sammarrae, K.; Salih, N.; Salimon, J.; Abdullah, B. Metal Complexos de bases Schiff: Preparação, caracterização e actividade antibacteriana. Árabe. J. Chem. 2017, 10, 1639-1644. [CrossRef.]

71. Horozic, E.; Suljagic, J.; Suljkanovic, M. Síntese, caracterização, antioxidante e actividade antimicrobiana de complexos de cobre(II) com bases Schiff de 2,2-di-hidroxiindano-1,3-diona e triptofano. Am. J. Org. Chem. 2019, 9, 9-13.

72. Abu-Yamin, A.A.; Abduh, M.S.; Saghir, S.A.M.; Al-Gabri, N. Síntese, Caracterização e Actividades biológicas de um novo complexo de base de Schiff e dos seus complexos lanthanide. Produtos farmacêuticos 2022, 15, 454. [CrossRef].

73. Liang, J.; Sun, D.; Yang, Y.; Li, M.; Li, H.; Chen, L. Descoberta de complexos à base de metal como agentes antimicrobianos promissores. Eur. J. Med. Chem. 2021, 224, 113696. [CrossRef].

74. Parveen, S.; Arjmand, F.; Zhang, Q.; Ahmad, M.; Khan, A.; Toupet, L. Molecular docking, Estudos DFT e antimicrobianos sobre o complexo Cu(II) como inibidor da topoisomerase I. J. Biomol. Estrutura. Dyn. 2020, 39, 2092-2105. [CrossRef.]

75. Lobana, T.S.; Kaushal, M.; Bala, R.; Nim, L.; Paul, K.; Arora, D.S.; Bhatia, A.; Arora, S.;

Jasinski, J.P. Di-2-piridyl ketone-N(1)-substituted thiosemicarbazone derivatives of copper(II): Biosafe antimicrobiana e alta actividade anticancerígena contra células musculares imortalizadas do esqueleto do rato L6. J. Inorg. Biochem. 2020, 212, 111205. [CrossRef.]

76. Soroceanu, A.; Vacareanu, L.; Vornicu, N.; Cazacu, M.; Rudic, V.; Croitori, T. Avaliação de

algumas aplicações possíveis para complexos de cobre dos ligandos com a fracção siloxana: antimicrobiana, antifúngica, antioxidante e actividade redox. Inorg. Chim. Acta 2016, 442, 119- 123 [CrossRef].

77. Zaltariov, M.F.; Vlad, A.; Cazacu, M.; Avadanei, M.; Vornicu, N.; Balan, M.; Shova, S. Bis-azometinas contendo silício: síntese, caracterização estrutural, avaliação das propriedades fotofísicas e actividade biológica. Spectrochim. Acta A Mol. Biomol. Espectrosc. 2015, 138, 38-48. [CrossRef] Cristais 2022, 12, 1436 13 de 15

78. Zaltariov, M.F.; Cazacu, M.; Avadanei, M.; Shova, S.; Balan, M.; Vornicu, N.; Vlad, A.; Dobrov, A.; Varganici, C.D. Síntese, caracterização e actividade antimicrobiana de novos complexos Cu(II) e Zn(II) com bases de Schiff derivadas de trimetilsililpropil-p-aminobenzoato. Polyhedron 2015, 100, 121-131 [CrossRef.]

79. Halawa, A.H.; El-Gilil, S.M.A.; Bedair, A.H.; Shaaban, M.; Frese, M.; Sewald, N.; Eliwa, E.M.;

El-Agrody, A.M. Síntese, actividade biológica e modelação molecular de novas bases de Schiff com moiety de interior. Z. Naturforsch. 2017, 72, 467-475. [CrossRef.]

80. Sharma, P.; Singh, V.K.; Kumar, G. Síntese, Avaliação Antimicrobiana dos Índolos Substituídos

e complexos metálicos Cr(III), Mn(III) e Fe(III) à base de nitrobenzenamina. Res. 2021, 71, 455-461. [CrossRef.]

81. Al Zamil, N.O. Síntese, cálculo DFT, ligação de ADN, antimicrobiano, citotóxico e Estudos de acoplagem molecular em novos complexos VO(II), Fe(III), Co(II), Ni(II) e Cu(II) da piridine Schiff base ligand. Mater. Res. Express 2020, 7, 065401. [CrossRef.]

82. Nayak, S.G.; Poojary, B. Síntese de novas bases Schiff contendo arylpyrimidines como agentes antibacterianos promissores. Heliyon 2019, 5, e02318. [CrossRef].

83. Benabid, W.; Ouari, K.; Bendia, S.; Bourzami, R.; Ali, M.A. Estrutura cristalina, espectroscópica Estudos, cálculos DFT, voltametria cíclica e actividade biológica de um complexo de base de cobre(II) Schiff. J. Mol. Estrutura. 2020, 1203, 127313. [CrossRef.]

84. Teerão, K.H.M.E.; Hashemi, M.; Hassan, M.; Kobarfard, F.; Mohebbi, S. Synthesis e

actividade antibacteriana das bases Schiff de isatinas de 5-substituição. Queixo. Chem. Lett. 2016, 27, 221-225. [CrossRef.]

85. El-Faham, A.; Hozzein, W.N.; Wadaan, M.A.M.; Khattab, S.N.; Ghabbour, H.A.; Fun, H.-K..;
Siddiqui, M.R. Microwave Synthesis, Characterization, and Antimicrobial Activity of Some Novel Isatin Derivatives. J. Chem. 2015, 2015, 716987. [CrossRef].

86. Dikio, C.W.; Okoli, B.J.; Mtunzi, F.M. Síntese de novos agentes antibacterianos: Navio de hidrazida
Bases de complexos de acetilacetonato de vanádio. Cogent Chem. 2017, 3, 1336864. [CrossRef.]

87. Al-Hiyari, B.A.; Shakya, A.K.; Naik, R.R.; Bardaweel, S. Microwave-Assisted Synthesis of
Schiff bases de isoniazida e avaliação das suas actividades antiproliferativas e antibacterianas. Molbank 2021, 2021, M1189. [CrossRef].

88. Fonkui, T.Y.; Ikhile, M.I.; Njobeh, P.B.; Ndinteh, D.T. Benzimidazole Schif derivados de base:
Síntese, caracterização e actividade antimicrobiana. BMC Chem. 2019, 13, 127. [CrossRef].

89. Alterhoni, E.; Tavman, A.; Hacioglu, M.; Sahin, O.; Tan, A.S.B. Síntese, Estrutura Caracterização e actividade antimicrobiana das bases de Schiff e derivados de benzimidazol e seus complexos com CoCl2 , PdCl2 , CuCl2 e ZnCl2 . J. Molec. Estruturas. 2021, 1229, 129498. [CrossRef.]

90. Kais, R.; Adnan, S. Síntese, identificação e investigação da actividade biológica de alguns Derivados heterocíclicos de ácido 3,5-dinitrosalicílico. IOP Conf. Ser. J. Phys. Conf. Ser. 2019, 1234, 01209. [CrossRef.]

91. Govindarao, K.; Srinivasan, N.; Suresh, R. Síntese, caracterização e antimicrobiana Avaliação de novas bases Schiff de arilaminas baseadas em 2-azetidinonas e 4-tiazolidinonas. Res. J. Pharm. Technol. 2020, 13, 168-172. [CrossRef.]

92. Mohanty, P.; Behera, S.; Behura, R.; Shubhadarshinee, L.; Mohapatra, P.; Barick, A.K.; Jali,
B.R. Actividade antibacteriana do tiazol e seus derivados: Uma revisão. Biointerface Res. Aplic. Chem. 2022, 12, 2171-2195.

93. Zhu, J.; Teng, G.; Li, D.; Hou, R.; Xia, Y. Síntese e actividade antibacteriana do novo Schiff

Bases de derivados de tiosemicarbazona com a meação adamantana. Res. 2021, 30, 1534-1540. [CrossRef].

94. Yakan, H. Preparação, elucidação da estrutura e actividade antioxidante de novos Derivados de bis(thiosemicarbazona). Turco. J. Chem. 2020, 44, 1085-1099. [CrossRef]

95. Vimala Joice, M.; Metilda, P. Síntese, caracterização e aplicações biológicas de Base de Schiff à base de curcumina e os seus complexos metálicos. J. Coord. Chem. 2021, 74, 2395-2406. [CrossRef]

96. Omidi, S.; Kakanejadifard, A. Uma revisão das actividades biológicas da base de Schiff, hidrazona, e Derivados oxímicos da curcumina. RSC Adv. 2020, 10, 30186-30202. [CrossRef].

97. Sundriyal, S.; Sharma, R.K.; Jain, R. Avanços actuais em alvos e drogas antifúngicas Desenvolvimento. Moeda. Med. Chem. 2006, 13, 1321-1335. [CrossRef.]

98. Enoch, D.A.; Yang, H.; Aliyu, S.H.; Micallef, C. Human Fungal Pathogen Identification; Springer: Nova Iorque, NY, EUA, 2017; Volume 1508.

99. Allen, D.; Wilson, D.; Drew, R.; Perfect, J. Azole Antifungals: 35 Anos de Fungos Invasivos Gestão de infecções. Especialista Rev. Anti-Infecção. Ther. 2015, 13, 787-798. [CrossRef.]

100. Ejidike, I. Complexo Cu(II) de 4-[(1E)-N-{2-[(Z)-benzilideno-amino] etil }ethanimidoyl] benzeno-1,3-diol Base Schiff: síntese, espectroscópicos, antioxidantes in vitro, antifúngicos e estudos antibacterianos. Moléculas 2018, 23, 1581. [CrossRef.]

101. Li, Z.; Liu, N.; Tu, J.; Ji, C.; Han, G.; Sheng, C. Descoberta da Sampangina Simplificada Derivados com potente actividade antifúngica contra a meningite criptocócica. Infecto ACS. Dis. 2019, 5, 1376-1384. [CrossRef.]

102. Shafiei, M.; Toreyhi, H.; Firoozpour, L.; Akbarzadeh, T.; Amini, M.; Hosseinzadeh, E.; Hashemzadeh, M.; Peyton, L.; Lotfali, E.; Foroumad, A. Design, Síntese, e Avaliação In Vitro e In Vivo de Novos Compostos à Base de Fluconazol com Actividades Antifúngicas Promissoras. ACS Omega 2021, 6, 24981-25001. [CrossRef.]

103. Su, H.; Han, L.; Huang, X. Potenciais alvos para o desenvolvimento de novas drogas antifúngicas. J. Antibiot. 2018, 71, 978-991. [CrossRef.]

104. Montoya, M.C.; Didone, L.; Heier, R.F.; Meyers, M.J.; Krysan, D.J. Antifungal Fenotiazinas: optimização, caracterização do mecanismo e modulação da actividade neurorreceptora. Infecto ACS. Dis. 2018, 4, 499-507 [CrossRef] Cristais 2022, 12, 1436

105. Malik, M.A.; Lone, S.A.; Gull, P.; Dar, O.A.; Wani, M.Y.; Ahmad, A.; Hashmi, A.A. Eficácia
de novos derivados da base de Schiff como compostos antifúngicos em combinação com medicamentos aprovados contra os Candida Albicans. Med Chem. 2019, 15, 648-658. [CrossRef.]

106. Wei, L.; Tan, W.; Zhang, J.; Mi, Y.; Dong, F.; Li, Q.; Guo, Z. Síntese, Caracterização e Actividade antifúngica das bases Schiff de inulina com um anel de piridina. Polímeros 2019, 11, 371 [CrossRef].

107. Pahontu, E.; Julea, F.; Rosu, T.; Purcarea, V.; Chumakov, Y.; Petrenco, P.; Gulea, A. Actividade antibacteriana, antifúngica e antileucemia in vitro de complexos metálicos com tiosemicarbazonas. J. Célula. Mol. Med. 2015, 19, 865-878. [CrossRef.]

108. Boros, E.; Dyson, P.J.; Gasser, G. Classificação dos medicamentos à base de metal de acordo com os seus
Mecanismos de acção. Chem 2020, 6, 41-60. [CrossRef].

109. Morrison, C.N.; Prosser, K.E.; Stokes, R.W.; Cordes, A.; Metzler-Nolte, N.; Cohen, S.M. Alargar a química medicinal ao espaço 3D: metallofragmentos como andaimes 3D para a descoberta de medicamentos com base em fragmentos. Chem. Sci. 2020, 11, 1216-1225 [CrossRef].

110. Frei, A.; King, A.P.; Lowe, G.J.; Cain, A.K.; Short, F.L.; Dinh, H.; Elliott, A.G.; Zuegg, J.;
Wilson, J.J.; Blaskovich, M.A.T. Complexo de Base de Cobalto Não-Tóxico(III) Schiff com Actividade Antifúngica de BroadSpectrum. Chem. Eur. J. 2021, 27, 2021-2029. [CrossRef.]

111. Lin, Y.; Betts, H.; Keller, S.; Cariou, K.; Gasser, G. Desenvolvimentos recentes de metal baseado
Compostos contra agentes patogénicos fúngicos. Chem. Soc. Rev. 2021, 50, 10346-10402. [CrossRef].

1. Lin J, Ding J, Dai Y, et al. Óxido de zinco híbrido antibacteriano com revestimento de gelatina. *Mate Sci Eng*
C. 2017;81:321-326. doi: 10.1016/j.msec.2017.08.009. [PubMed]   [CrossRef] [Google
Estudante]

2. Ohtsu N, Kakuchi Y, Ohtsuki T. Efeito antibacteriano dos revestimentos de óxido de zinco/hidroxiapatite.

produzido por deposição de solução química. *Appl Surf Sci.* 2 018;2018(445):596-600. doi: 10.1016/j.apsusc.2017.09.101. [CrossRef] [Google Scholar].

3. Moafi HF, Shojaie AF, Zanjanchi MA. Propriedades fotocatalíticas de autolimpeza de fibras celulósicas.

modificado por óxido de zinco de tamanho nanométrico. *Filmes sólidos finos.* 20 11;519:3641-3646. doi: 10.1016/j.tsf.2011.01.347. [CrossRef] [Google Scholar].

4. Kang JH, Kim DJ, Choi BK, Park JW. Inibição da formação de gás malodoroso por bactérias orais.

com cetilpiridínio e cloreto de zinco. *Arco Oral Biol.* 20 17;84:133-138. doi: 10.1016/j.archoralbio.2017.09.023. [PubMed] [CrossRef] [Google Scholar] [PubMed] [CrossRef] [Google Scholar

5. He G, Pearce EI, Sissons CH. Efeito inibidor de $ZnCl_2$ na glicólise oral humana Micróbios. *Arch Oral Biol.* 2002;47:117-129. doi: 10.1016/S0003-9969(01)00093- 0. [PubMed] [CrossRef] [Google Scholar].

6. Gu H, Fan D, Gao J, et al. Effect of $ZnCl_2$ on plaque growth and biofilm vitality. *Arco Oral Biol.* 2012;57:369-375.   doi: 10.1016/j.archoralbio.2011.10.001. [PubMed]

[CrossRef] [Google Scholar]

7. Lima IR, Alves GG, Fernandes GMO, et al. Avaliação da biocompatibilidade in vivo de Grânulos de hidroxiapatite com iões de zinco. *Res. Mate* 2010;13:563-568. doi: 10.1590/S1516-14392010000400021. [CrossRef] [Google Scholar].

8. Abid S, Hussain T, Nazir A, et al. Melhoria da actividade antibacteriana das nanofibras PEO-chitosan.

Com potencial aplicação no tratamento de infecções por queimaduras. *Int J Biol Macromol.* 2019;135:1222-1236.   doi: 10.1016/j.ijbiomac.2019.06.022. [PubMed]

[CrossRef] [Google Scholar]

9. Abdullah BJ, Atasoy N, Omer AK. Avaliação dos efeitos do plasma rico em plaquetas (PRP) e do zinco.

Pomada de óxido sobre a cicatrização de feridas cutâneas. *Ann Med Surg.* 20 18;37:30-37. doi: 10.1016/j.amsu.2018.11.009. [PMC artigo gratuito] [PubMed] [CrossRef] [Google Scholar] [PubMed] [CrossRef] [Google Scholar

10. Trandafilovic LV, Bozanic DK, Dimitrijevic-Brankovic S, et al. Fabrico e antibacteriano Propriedades dos nanocompósitos de alginato de ZnO. *Polímero de Carboidratos*. 20 12;88:263-269. doi: 10.1016/j.carbpol.2011.12.005. rCrossRef] [Google Scholar]

11. Lansdown ABG, Mirastschijski U, Stubbs N, et al. Zinco na cicatrização de feridas: teórico,

aspectos experimentais e clínicos. *Regen. de reparação de feridas*. 201 7;15:2-16. doi: 10.1111/j.1524-475X.2006.00179.x. [PubMed] [CrossRef] [Google Scholar] [PubMed] [CrossRef] [Google Scholar

12. Agren MS. Zinco na cicatrização de feridas. *Arch Dermatol*. 1999;135:1273-1280. doi: 10.1001/archderm.135.10.1273-a. [PubMed] [CrossRef] [Google Scholar] [PubMed] [CrossRef] [Google Scholar

13. Alswat AA, Ahmad MB, Saleh TA, et al. Efeito dos níveis de óxido de zinco sobre as propriedades e.

Actividades antibacterianas dos nanocompósitos zeólito/óxido de zinco. *Mate Sc Eng C*. 2016;68:505- 511. doi: 10.1016/j.msec.2016.06.028. [PubMed] [CrossRef] [Google Scholar].

14. Villanueva ME, Cuestas ML, Perez CJ, et al. Libertação inteligente de nanoplaquetas antimicrobianas ZnO.

de um hidrogel queratino-responsivo a pH. *J Colloid Interf Sci*. 2019;536:372-380. doi: 10.1016/j.jcis.2018.10.067. [PubMed] [CrossRef] [Google Scholar].

15. Kaushik M, Niranjan R, Ramar T, et al. Estudos sobre a actividade antimicrobiana e a cura de feridas.

Potencial de cura das nanopartículas de ZnO. *Appl Surf Sci*. 20 19;479:1169-1177. doi: 10.1016/j.apsusc.2019.02.189. [CrossRef] [Google Scholar].

16. Ilari A, Pescatori L, Santo RD, Battistoni A, et al. Salmonella enterica serovar Typhimurium.

O crescimento é inibido pela ligação simultânea de Zn(II) e um hidroxamato de pirólito a ZnuA, o componente solúvel do transportador de ZnuABC. *Biochim Biophys Acta*. 2016;1860:534-541.   doi: 10.1016/j.bbagen.2015.12.006. [PubMed] [CrossRef] [Google Scholar]

17. Nakai N, Okuzawa Y, Katoh N. Utilidade clínica da quimiocultura de Mohs para paliativo

em doentes com carcinoma espinocelular cutâneo com factores de risco ou sem indicação para cirurgia: três relatos de casos. *J Dermatol.* 2015;42:405-407. doi: [10.1111/13468138.12767] [PubMed] [CrossRef] [Google Scholar].

18. McKinney PE, Brent J, Kulig K. Ingestão aguda de cloreto de zinco numa criança: local e sistémico.

    Implicações. *Ann Emerg Med.* 1994;23:1383-1387.   doi: 10.1016/S0196-0644(94)70367-

    1 [PubMed] [CrossRef] [Google Scholar].

19. Kondo T, Takahashi M, Watanabe S, Ebina M, et al. Um caso de autópsia de cloreto de zinco.

    Envenenamento. *Leg Med.* 2016;21:11-14. doi: 10.1016/j.legalmed.2016.05.002. [PubMed] [CrossRef] [Google Scholar].

20. Zhang Y, Ma F, Zhu J, et al. Caracterização de um novo complexo de polissacarídeos-Iron(III) e

    os seus efeitos imunoreguladores inibidores da anemia e não específicos. *Mini Rev Med Chem.* 2017;17:1677.   doi: 10.2174/1389557517181711107141808. [PubMed] [CrossRef] [Google Scholar]

21. Hu W, Cao G, Zhu J, et al. Batatasinas de ocorrência natural e seus derivados como a-glucosidase.

    Inibidores. *RSC Adv.* 2015;5:82153-82158. doi: 10.1039/C5RA15328J. [CrossRef] [Google Scholar]

22. Zhang Y, Khan MZH, Yuan T, et al. Preparação e caracterização de *D. opposita* Thunb Complexo de inclusão de polissacarídeos-zinco e avaliação das actividades antidiabéticas. *Int J Biol Macromol.* 2019;121:1029-1036. doi: 10.1016/j.ijbiomac.2018.10.068. [PubMed] [CrossRef] [Google Scholar]

23. Park JS, Kuang J, Gwon HJ, et al. Síntese e caracterização de cloreto de zinco contendo Poli(ácido acrílico) hidrogel por radiação gama. *Radiat Phys Chem.* 2013;88:60-64. doi: 10.1016/j.radphyschem.2013.03.018. [CrossRef] [Google Scholar].

24. Silvesteria-Rodriguez N., Sicairos-Ruelas E.E., Gerba C.P., Bright K.R. *Silver as A Desinfectantes.* Springer; Nova Iorque, NY, EUA: 2007. pp. 23-45. [Google Scholar]

25. Pricker S.P. Aplicações médicas de compostos de ouro: Passado, presente e futuro. *Touro de ouro.* 1996;29:53-
60. doi: 10.1007/BF03215464. [CrossRef] [Google Scholar]

26. Base de dados de ensaios clínicos com financiamento privado e público de todo o mundo. [(recuperado em 10 de Novembro de 2019)]; Disponível em linha: https://clinicaltrials.gov/

27.. Marzo T., Massai L., Pratesi A., Stefanini M., Cirri D., Magherini F., Becatti M., Landini I.,
Nobili S., Mini E., et al. A substituição do Tiosugar de Auranofina por Iodide melhora o Potencial Anticancerígeno num Modelo de Rato de Cancro do Ovário. *ACS Med Chem Lett.* 2019;10:656-660.   doi: 10.1021/acsmedchemlett.9b00007.   [PMC Livre .
Artigo]. [PubMed] [CrossRef] [Google Scholar] [PubMed] [CrossRef] [Google Scholar

28.. Marzo T., Cirri D., Pollini S., Prato M., Fallani S., Cassetta M.I., Novelli A., Rossolini G.M.,
Messori L. Auranofina e os seus análogos mostram uma potente actividade antimicrobiana contra agentes patogénicos multirresistentes   :
relações estrutura-actividade.

Relacionamentos. *CHEMMEDCHEM.* 2018;13:2448-2454.
doi: 10.1002/cmdc.201800498. [PubMed] [CrossRef] [Google Scholar].

29. Lista A., Beran M., DiPersio J., Slack J., Vey N., Rosenfeld C.S., Greenberg P. Oportunidades para
Trisenox® (trióxido de arsénico) no tratamento de síndromes mielodisplásticas. *Leucemia.* 2003;17:1499-1507.   doi: 10.1038/sj.leu.2403021. [PubMed]
[CrossRef] [Google Scholar]

30. Lippard S.J. *Metals in Medicine.* Livros de Ciência da Universidade; Mill Valley, CA, EUA:
1994 [Google Scholar]

31. Niccoli Asabella A., Cascini G.L., Altini C., Paparella D., Notaristefano A., Rubini G. O Radioisótopos de cobre: uma revisão sistemática com especial interesse em 64Cu. *BioMed Res. Int.* 2014;2014 doi: 10.1155/2014/786463 [PMC artigo gratuito]

[PubMed] [CrossRef] [Google Scholar] Retraído

32. Rosenberg B., Van Camp L., Krigas T. Inhibition of Cell Division in Escherichia coli por Produtos de electrólise a partir de um eléctrodo de platina. *Natureza.* 1965;205:698-699. doi: 10.1038/205698a0. [PubMed] [CrossRef] [Google Scholar] [PubMed] [CrossRef] [Google Scholar

33. Barry N.P.E., Sadler P.J. Exploração da tabela periódica médica: rumo a novos objectivos. *Química.*

Comunhão. 2013;49:5106. doi: 10.1039/c3cc41143e. [PubMed] [CrossRef] [Google Scholar] [PubMed] [CrossRef] [Google Scholar

34. Giorgio P. Thiosemicarbazone Metal Complexes: Da Estrutura à Actividade. *Crystallogr. aberto.*

J. 2008;3:16-28. [Google Scholar]

35. Donnelly P.S., Caragounis A., Du T., Laughton K.M., Volitakis I., Cherny R.A., Sharples R.A.,

Hill A.F., Li Q.-X., Masters C.L., et al. Selective Intracellular Release of Copper and Zinc Ions from Bis(thiosemicarbazonato) Complexes Reduces Levels of Alzheimer Disease Amyloid-pPeptide . *J. Biol. Chem.* 2008;283:4568-4577. doi: 10.1074/jbc.M705957200. [PubMed] [CrossRef] [Google Scholar] [PubMed] [CrossRef] [Google Scholar

36.. Paterson B.M., Donnelly P.S. Complexos de cobre de bis(thiosemicarbazones): Da quimioterapêutica aos radiofármacos de diagnóstico e terapêutica. *Chem. Soc. Rev.* 2011;40:3005-3018. doi: 10.1039/c0cs00215a. [PubMed] [CrossRef] [Google Scholar] [PubMed] [CrossRef] [Google Scholar

37. Jyothi N.R., Farook N.A.M., Cho M., Shim J. Actividades citotóxicas de tiosemicarbazonas e os seus complexos metálicos. *Asian J. Chem.* 2013;25 :5841-5843. doi: 10.14233/ajchem.2013.OH106. [CrossRef] [Google Scholar]

38. Shim J., Jyothi N.R., Farook N.A.M. Aplicações biológicas das thiosemicarbazonas e seus Complexos metálicos . *AsianJ . Chem.* 2013;25:583 8-5840. doi: 10.14233/ajchem.2013.OH105. [CrossRef] [Google Scholar]

39. Moorthy N.S.H.N., Cerqueira N.M.F.S.A., Ramos M.J., Fernandes P.A. Aryl e Heteroaryl

Derivados de tiosemicarbazona e os seus complexos metálicos: Um modelo farmacológico. *Recente Pat. Anti-Cancer Drug Discov.* 2013;8:168-182. doi: 10.2174/1574892811308020005. [PubMed] [CrossRef] [Google Scholar].

40. Jansson P.J., Kalinowski D.S., Lane D.J.R., Kovacevic Z., Seebacher N.A., Fouani L., Sahni S.,

Merlot A.M., Richardson D.R. O renascimento da polifarmacologia no desenvolvimento da terapêutica anti-cancerígena: Inibição da "Tríade da Morte" no cancro por Tiossemicarbazonas Di-2-piridilcetona. *Pharmacol. Res.* 2015;100:255-260.

doi: 10.1016/j.phrs.2015.08.013. [PubMed] [CrossRef] [Google Scholar] [PubMed] [CrossRef] [Google Scholar

41. Silva B.V., Silva B.N.M. Thio- e semicarbazones: esperança na procura de um tratamento para

Leishmaniose e doença de Chagas. *Med Chem.* 2017;13:110-126. doi: 10.2174/1573406412666160909152614. [PubMed] [CrossRef] [Google Scholar].

42. Prajapati N.P., Patel H.D. Novel thiosemicarbazone derivatives e os seus complexos metálicos:

ÚltimoDesenvolvimento . *Synth. Commun.* 2019;49:2767-2804.

doi: 10.1080/00397911.2019.1649432. [CrossRef] [Google Scholar].

43. Namiecinska E., Sobiesiak M., Malecka M., Guga P., Rozalska B., Budzisz E. Antimicrobiano

e propriedades estruturais de complexos iónicos metálicos com motivo tiosemicarbazida e compostos heterocíclicos relacionados . *Curr. Med. Chem.* 2019;26:664-693.

doi: 10.2174/0929867325666180228164656. [PubMed] [CrossRef] [Google Scholar].

44. Haldys K., Latajka R. Thiosemicarbazone com actividade inibitória da tirosinase. actividade. *MedChemComm.* 2019;10:378-389. doi: 10.1039/C9MD00005D. [Artigo gratuito do PMC] [PubMed] [CrossRef] [Google Scholar].

45. Guha P.C., Dey S.C. Formações de Hetero-Anel com tiocarboidrazida. II. condensações com

Diketones e aldeídos. *Q. J. Indian Chem. Soc.* 1925;2:225-239. [Google Scholar]

46. Guha P.K., Roychoudhury S.K.. Formações hetero-aneladas com tiocarboidrazida. IV. Reacções
de 1-feniltiocarboidrazida. *J. Indian Chem. Soc.* 1928;5:163-174. [Google Scholar]

47. Guha P.C., Roychoudhury S.K.. Formações de anéis de hétero com tiocarboidrazida. III. reacções
de thiocarboidrazidas substituídas. *J. Indian Chem. Soc.* 1928;5:149-161. [Google Scholar]

48. F.A. francês, Blanz E.J. A Actividade Carcinostática de Tiosemicarbazonas de Formyl Compostos heteroaromáticos. 1 III. correlação primária. *J. Med. Chem.* 1966;9:585-589. doi: 10.1021/jm00322a032. [PubMed] [CrossRef] [Google Scholar] [PubMed] [CrossRef] [Google Scholar

49. Wiles D.M., Suprunchuk T. Preparação e propriedades fungistáticas das thiocarboidrazonas. *J.*
Med Chem. 1970;13:323-324. doi: 10.1021/jm00296a047. [PubMed] [CrossRef] [Google Scholar] [PubMed] [CrossRef] [Google Scholar

50. Cano Pavon J.M., Garcia de Torres A., Cristofol Alcaraz E., Siles Cordero M.T., Vereda Alonso
E. Aplicações analíticas das thiocarboidrazonas. Uma revisão. *Quim. Anal.* 1994;13:5-10. [Google Scholar

51. G. Dutkiewicz, B. Narayana, S. Samshuddin, H. S. Yathirajan, e M. Kubicki, "Síntese e estruturas cristalinas de duas novas hidrazonas de base Schiff derivadas de bifenil-4-carboidrazida", *Journal of Chemical Crystallography,* vol. 41,no. 10, pp. 1442-1446, 2011.

52. P. Fita, E. Luzina, T. Dziembowska et al, "Keto-enol tautomerismo de dois relacionados estruturalmente
Bases Schiff: Direct andindirect way of creation of the excited keto tautomer," *ChemicalPhysics Letters,* vol. 416, no. 4-6, pp. 305-310, 2005.

5 3.S .R. Kelode e P. R. Mandlik, "Synthesis, characterization,thermal and antibacterial studies of cobalt(II), nickel(II),copper(II) and zinc(II) complexes of hydrazone Schiff base, "*International Journal of Chemical and Pharmaceutical Sciences,*vol. 3, no. 3, pp. 3033, 2012.

54. H. H. Monfared, O. Pouralimardan, e C. Janiak, "Síntese e caracterização espectral de

hidrazonaschiffbase derivada da 2,4-dinitrofenilidrazina. Crystal structureof salicylaldehyde-2,4-dinitrophenylhydrazone", *ZeitschriftfurNaturforschung-Section B Journal of Chemical Sciences*, vol. 62,pp. 717-720, 2007.

55. M. G. Tay, Z.Ngaini, M. A. MohdArif et al, "Complexationofbis-2-(benzylideneamino)fenol a

cobalto(II) e zinco(II), e os seus estudos espectroscópicos", *Borneo Journal of Resource Scienceand Technology,* vol. 3, no. 1, pp. 26-34, 2013.

56. Z. A. Siddiqi, M. Shahid, M. Khalid, e S. Kumar, "Antimicrobianismo e actividades de SOD do romance

Ternary transition metal complexes of disodium acetic acid with an -diimine as auxiliary ligand", *European Journal ofMedicinal Chemistry,* Vol. 44, No. 6,pp. 2517-2522, 2009.

57. L. S. Kumar, K. S. Prasad, e H. D. Revanasiddappa, "Synthesis, characterization, antioxidant, antimicrobial, DNAbinding and cleavage studies of mononuclear Cu(II) andCo(II) complexes of *3-hydroxy-Ya* -(2-hydroxybenzylidene)-2-naphthohydrazide", *European Journal of Chemistry,* vol. 2, no. 3,pp. 394-403, 2011.

5 8.S. R. Yaul, A. R. Yal, G. B. Pethe, e A. S. Aswar, "Synthesisand characterization of transition metal complexes with N,O-chelating hydrazone Schiff base ligand," *American- EurasianJournal of Scientific Research,* vol. 4, no. 4, pp. 229-234, 2009.

59. M. Neelamma, P. V. Rao e G. H. Anuradha, "Síntese e Estudos Estruturais em Transição complexos metálicos derivados de 4-hidroxi-4-metil-2-pentanona-1H-benzimidazol-2-yl- hidrazona", *E-Journal of Chemistry,* vol. 8, no. 1, pp. 29-36,2011.

60. M. Franks, A. Gadzhieva, L. Ghandhi et al, "Five coordinateM(II)-diphenolates [M = Zn(II)],

Ni(II), e Cu(II)]. Schiff base complexes showing metal- and ligand-based redox chemistry", *Inorganic Chemistry,* vol. 52, no. 2, pp. 660-670, 2013.

61. E. Szlyk, A. Wojtczak, A. Surdykowski e M. Go'zdzikiewicz, "Five-coordinate zinc(II) Complexos com bases Schiff opticamente activas derivadas de (1R,2R)-(-)ciclohexanediamina: Estrutura de raios X e CP MAS NMR caracterização de [ciclohexilenebis(5-clorosalicilideneiminato)zinco(II)piridina] e [ciclohexilenebis(5-bromosalicilideneiminato)zinco(II)piridina], *"InorganicaChimicaActa*, vol. 358, no. 3, pp. 467-475,2005.

62. J. M. Newman, C. A. Bear, T. W. Hambley, e H. C. Freeman, "Estrutura de

bis(glicinato)zinco(II) monoidrato, um complexo fivecoordinatezinc(II)," *ActaCrystallographica Section CCrystal Structure Communications*, vol. C46, pp. 44-48, 1990.

63. X.-W. Song, X.-J. Gao, H.-X. Liu, H. Chen, e C.-N. Chen, "Synthesis and Characterisation of a

supramolecular assembly based on a pyridyl-functionalised [FeFe] hydrogen asemimetic and zinc tetraphenylporphyrin", *Inorganic Chemistry Communications, vol.* 70, pp. 1-3, 2016.

64. W. Che, T. Yu, D. Jin et al., "Um simples oxazolina como fluorescente para Zn2+ em meio aquoso

Media", *Inorganic Chemistry Communications, vol.* 69, pp. 89-93, 2016.

65. M. G. Tay, Z. Ngaini, M. A. MohdArif et al., "Complexation ofbis-2-(benzylideneamino)fenol

on cobalt(II) and zinc(II) and their spectroscopic studies", *Borneo Journal of Resource Scienceand Technology,* vol. 3, no. 1, pp. 26-34, 2013.

66. Hall J.B., Dobrovolskaia M.A., Patri A.K., McNeil S.E. Characterization of nanoparticlesfor therapeutics.Nanomed.Nanotechnol.Biol.Med. 2007;2:789-803. doi:10.2217/17435889.2.6.789.

Índice

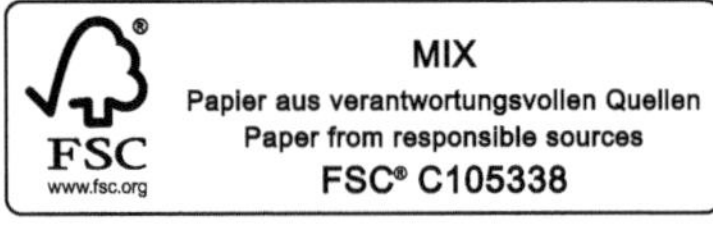

Printed by Books on Demand GmbH, Norderstedt / Germany